# 医药电子商务实验

（供药学类专业用）

主　编　陈玉文

副主编　刘丹丹　袁小量　吴　锦　吴云红　陈　广

编　者　（以姓氏笔画为序）

马梅滋（齐鲁医药学院）　　　　　　王　贺（长春中医药大学）

王　素（沈阳药科大学）　　　　　　王国敬（山东药品食品职业学院）

付　非（吉林医药学院）　　　　　　乐　非（江西中医药大学）

朱　虹（哈尔滨医科大学）　　　　　刘丹丹（福建卫生职业技术学院）

闫冠锟（哈尔滨医科大学）　　　　　江雯雯（浙江药科职业大学）

吴　锦（浙江药科职业大学）　　　　吴云红（大连医科大学）

沈　枫（广东药科大学）　　　　　　迟梦雅（黑龙江中医药大学）

陈　广（江西中医药大学）　　　　　陈玉文（沈阳药科大学）

孟令全（沈阳药科大学）　　　　　　姜艺佼（辽宁中医药大学）

袁　静（澳门大学药品监管科学研究中心）　袁小量（沈阳药科大学）

雷　超（广东药科大学）　　　　　　颜久兴（天津医科大学）

中国健康传媒集团 ·北京

中国医药科技出版社

# 内 容 提 要

本教材是"医药电子商务"课程配套的实验教材，紧密围绕"医药电子商务"的理论知识体系，设计了一系列实践性强、操作性明确的实验项目，旨在引导学生通过上机操作、平台模拟、案例分析等方式，深入理解医药电子商务活动的基本流程、核心环节与运行特点。主要内容包括典型医药电子商务市场的模拟交易与运营、医药电子商务平台的设计建设与相关技术、医药网络营销策略的制订与实施、网上药店经营实践、医药电子商务物流的技术与实践、医药电商在5G直播与移动电子商务时代的特殊应用等。特别强化了对医药电子商务法律法规应用、医药商品在线流通流程、不同类型医药电子市场运作模式等关键环节的动手操作能力与问题解决能力的训练。本教材为书网融合教材，即纸质教材有机融合电子教材、教学配套资源，使教学资源更加多样化、立体化。

本教材主要供全国高等医药院校药学类专业师生教学使用，也适用于药事管理、工商管理、市场营销等管理学专业。同时，亦可作为医药企业管理人员、医药电子商务从业人员和研究人员的阅读和参考资料。

**图书在版编目（CIP）数据**

医药电子商务实验 / 陈玉文主编. -- 北京：中国
医药科技出版社，2025. 7. -- ISBN 978-7-5214-5428-4

Ⅰ. F407. 77-39

中国国家版本馆 CIP 数据核字第 2025VU4570 号

**美术编辑** 陈君杞
**版式设计** 友全图文

出版　**中国健康传媒集团** | 中国医药科技出版社
地址　北京市海淀区文慧园北路甲 22 号
邮编　100082
电话　发行：010 - 62227427　邮购：010 - 62236938
网址　www. cmstp. com
规格　889mm × 1194mm $\frac{1}{16}$
印张　8 $\frac{3}{4}$
字数　257 千字
版次　2025 年 9 月第 1 版
印次　2025 年 9 月第 1 次印刷
印刷　北京印刷集团有限责任公司
经销　全国各地新华书店
书号　ISBN 978-7-5214-5428-4
定价　**29. 00 元**

获取新书信息、投稿、为图书纠错，请扫码联系我们。

# 出版说明

"全国高等医药院校药学类规划教材"于20世纪90年代启动建设。教材坚持"紧密结合药学类专业培养目标以及行业对人才的需求，借鉴国内外药学教育、教学经验和成果"的编写思路，30余年来历经五轮修订编写，逐渐完善，形成一套行业特色鲜明、课程门类齐全、学科系统优化、内容衔接合理的高质量精品教材，深受广大师生的欢迎。其中多品种教材入选普通高等教育"十一五""十二五"国家级规划教材，为药学本科教育和药学人才培养作出了积极贡献。

为深入贯彻落实党的二十大精神和全国教育大会精神，进一步提升教材质量，紧跟学科发展，建设更好服务于院校教学的教材，在教育部、国家药品监督管理局的领导下，中国医药科技出版社组织中国药科大学、沈阳药科大学、北京大学药学院、复旦大学药学院、华中科技大学同济医学院、四川大学华西药学院等20余所院校和医疗单位的领导和权威专家共同规划，于2024年对第四轮和第五轮规划教材的品种进行整合修订，启动了"全国高等医药院校药学类专业第六轮规划教材"的修订编写工作。本套教材共72个品种，主要供全国高等院校药学类、中药学类专业教学使用。

本套教材定位清晰、特色鲜明，主要本现在以下方面。

**1.融入课程思政，坚持立德树人**　深度挖掘提炼专业知识体系中所蕴含的思想价值和精神内涵，把立德树人贯穿、落实到教材建设全过程的各方面、各环节。

**2.契合人才需求，体现行业要求**　契合新时代对创新型、应用型药学人才的需求，吸收行业发展的最新成果，及时体现2025年版《中国药典》等国家标准以及新版《国家执业药师职业资格考试考试大纲》等行业最新要忝。

**3.充实完善内容，打造精品教材**　坚持"三基五性三特定"，进一步优化、精炼和充实教材内容，体现学科发展前沿，注重整套教材的系统科学性、学科的衔接性，强调理论与实际需求相结合，进一步提升教材质量。

**4.优化编写模式，便于学生学习**　设置"学习目标""知识拓展""重点小结""思考题"模块，以增强教材的可读性及学生学习的主动性，提升学习效率。

**5.配套增值服务，丰富学习体验**　本套教材为书网融合教材，即纸质教材有机融合数字教材，配套教学资源、题库系统、数字化教学服务等，使教学资源更加多样化、立体化，满足信息化教学需求，丰富学生学习本验。

"全国高等医药院校药学类专业第六轮规划教材"的修订出版得到了全国知名药学专家的精心指导，以及各有关院校领导和编者的大力支持，在此一并表示衷心感谢。希望本套教材的出版，能受到广大师生的欢迎，为促进我国药学类专业教育教学改革和人才培养作出积极贡献。希望广大师生在教学中积极使用本套教材，并提出宝贵意见，以便修订完善，共同打造精品教材。

中国医药科技出版社

2025 年 1 月

# 数字化教材编委会

主　编　陈玉文

副主编　刘丹丹　袁小量　吴　锦　吴云红　陈　广

编　者　（以姓氏笔画为序）

马梅滋（齐鲁医药学院）　　　　　　　王　贺（长春中医药大学）

王　素（沈阳药科大学）　　　　　　　王国敬（山东药品食品职业学院）

付　非（吉林医药学院）　　　　　　　乐　非（江西中医药大学）

朱　虹（哈尔滨医科大学）　　　　　　刘丹丹（福建卫生职业技术学院）

闫冠韫（哈尔滨医科大学）　　　　　　江雯雯（浙江药科职业大学）

吴　锦（浙江药科职业大学）　　　　　吴云红（大连医科大学）

沈　枫（广东药科大学）　　　　　　　迟梦雅（黑龙江中医药大学）

陈　广（江西中医药大学）　　　　　　陈玉文（沈阳药科大学）

孟令全（沈阳药科大学）　　　　　　　姜艺佼（辽宁中医药大学）

袁　静（澳门大学药品监管科学研究中心）　袁小量（沈阳药科大学）

雷　超（广东药科大学）　　　　　　　颜久兴（天津医科大学）

电子商务已成为驱动实体经济转型升级的核心引擎。在医药健康领域，"互联网＋医药"的融合不仅重塑了传统流通模式，更催生出合规化、智能化、个性化的新业态。同时，随着国家新医改、基本药物制度、药品集中招标采购等一系列政策的出台和实施，建立了药品采购或交易的诸多网络平台，医药电子商务进入了一个新的发展阶段。在此背景下，培养兼具理论素养与实践能力的复合型人才，成为推动行业高质量发展的关键。

本教材作为"全国高等医药院校药学类专业第六轮规划教材"之一的《医药电子商务》的配套实验教材，紧密围绕理论教材的知识体系，系统构建了 20 章、41 项进阶式实验，涵盖了各类医药电商平台模拟操作、合规风控到智能营销、网络药学服务以及 5G 直播与移动电商背景下的药品营销等医药电商核心场景，着力破解"知易行难"的教学困境。

本实验教材的核心特色包括以下几点。

**1. 升级实验方法论**　采用"平台模拟＋案例分析＋流程推演＋系统设计"的多元模式，配备思考题，以及部分实验设置小组讨论，激发创新思维；同时，重构技术实践环节，将抽象技术（例如，"加密技术""移动支付"等）转化为可视化实验操作，增强实验教学过程中的参与感。

**2. 强化合规能力训练**　涵盖我国《互联网药品信息服务管理办法》《药品网络销售监督管理办法》，美国《全球和国家商业电子签名法》（ESIGN，含 2020 年修订条款）、《统一电子交易法》（UETA）及欧盟《电子身份、信托服务和电子签名指令》（eIDAS，含 2024 年修订条款）的核心合规要求的合规应用实验，培养风险预判与应对能力。

**3. 聚焦行业前沿技术与需求**　引入医药电商大数据分析与智能推荐系统设计、移动电子商务与 5G 直播电商等数字化实验，同步行业最新技术应用与实际需求；结合医药电商运营实际需求，强化了用户服务与运营环节，新增了消费者画像构建与用户忠诚度分析、网络药学服务等数据驱动型实验。

**4. 还原真实商业场景**　通过 O2O 运营案例、国家集采平台模拟、跨境电子合同签署等真实商业案例，构建沉浸式的学习环境。本实验教材介绍了一些企业名、品牌名、平台名等商务相关内容均无任何商业意义，仅供本课程学习理解参考使用，特此说明。

本书由国内多所高校及行业专家组成的编委会共同编写完成。各章节由相关领域的老师分工执笔，具体编写分工：第 1 章实验由乐非负责编写；第 2 章实验由陈广负责编写；第 3 章实验由朱虹负责编写；第 4 章实验由王素、江雯雯负责编写；第 5、6 章实验由姜艺佼负责编写；第 7 章实验由颜久兴负责编写；第 8 章实验由迟梦雅负责编写；第 9 章实验由闫冠韫负责编写；第 10 章实验由王贺负责编写；第 11 章实验由袁静负责编写；第 12 章实验由袁小量负责编写；第 13 章实验由吴云红负责编写；第 14 章实验由王国敬负责编写；第 15 章实验由刘丹丹负责编写；第 16 章实验由付非负责编写；第 17 章实验由雷超负责编写；第 18 章实验由沈枫负责编写；第 19 章实验由马梅滋负责编写；第 20 章实验由吴锦负责编写。孟令全确定了全书案例编写范例和编写要求。陈玉文对全书做了系统设计，确定了各章节编写原则并定稿和审校。全体编者在编写过程中精诚合作，广泛调研，力求内容的科学性、系统性、实用性与前沿性，以期为医药电子商务领域的人才培养提供一本优质的实验教程。

本教材主要供全国高等医药院校药学类专业师生使用，也适用于药事管理、工商管理、市场营销等管理学专业。同时，亦可作为医药企业管理人员、医药电子商务从业人员和研究人员的阅读和参考资料。

由于编写人员水平所限，书中难免有疏漏和不妥之处，敬请广大读者批评指正，以便我们不断修订完善。

编　者
2025 年 4 月

# 目 录

# 第一章 电子商务概论

PPT

## 实验一 医药电子商务平台模拟操作与 B2B 交易流程

### 一、实验目的

（1）通过本实验学习，掌握医药 B2B 电子商务平台的基本操作流程，熟悉医药电子商务政策框架下的合规交易要求，了解医药电子商务对供应链优化的实际作用。

（2）具备运用医药 B2B 平台进行交易以及分析其对供应链影响的能力。

（3）养成遵守医药电子商务法规政策和注重供应链优化的意识。

### 二、实验原理

医药 B2B 电子商务需遵循特定交易流程。本实验模拟真实医药电子交易平台的供应商入驻、产品上架、订单处理、电子合同签订、支付结算等全流程操作，结合 EDI 数据交换标准，展现医药电子商务在减少中间环节、提高交易效率方面的优势。

### 三、实验步骤

**第一阶段：平台注册与资质审核（模拟操作）**

（1）分组模拟不同角色（药品生产企业、批发企业、医疗机构）。

（2）登录模拟医药 B2B 平台。

（3）提交企业资质文件（药品生产/经营许可证等）。

（4）完成 CA 数字证书申请与绑定（模拟 CFCA 认证流程）。

（5）教师端审核通过后开通交易权限。

**第二阶段：产品上架与采购流程**

（1）生产企业上传药品信息（需包含批准文号、说明书、质量标准等）。

（2）批发企业设置库存同步接口（模拟 EDI 数据对接）。

（3）医疗机构发起采购需求。

（4）制订采购计划单（XML 格式）。

（5）比价系统自动匹配供应商。

（6）生成电子采购合同（含数字签名）。

**第三阶段：订单履行与支付**

（1）订单自动传输至供应商 ERP 系统（模拟 SAP 接口）。

（2）电子发票开具（模拟增值税电子发票系统）。

（3）在线支付（模拟银行 B2B 支付网关）。

（4）物流信息对接（模拟温控物流轨迹追踪）。

## 四、案例分析

分析某医药集团通过 B2B 平台实现：采购周期从 15 天缩短至 3 天，供应商管理成本降低 40%，实现批次级药品追溯。

## 五、小组讨论

讨论传统采购模式与电商模式的成本结构差异。

## 六、思考题

1. 在资质审核环节，如何平衡审核严格性与企业入驻效率？

2. 医药 B2B 交易中电子合同的法律效力如何保障？分析《中华人民共和国电子签名法》与药品监管要求的衔接点。

# 实验二　医药 B2C 合规运营与消费者隐私保护

## 一、实验目的

（1）通过本实验学习，掌握网上药店合规运营的关键环节，熟悉消费者隐私保护实施方案，了解医药电商在处方药销售中的技术难点。

（2）具备设计隐私保护方案以及应对医药电商处方药销售技术难题的能力。

（3）养成合规运营网上药店以及重视消费者隐私保护的意识。

## 二、实验原理

根据《药品网络销售监督管理办法》，B2C 医药电商需建立处方审核、药品追溯、隐私保护三大体系。本实验通过模拟网上药店后台管理系统，实践处方药销售的全流程合规操作，重点演练电子处方流转、隐私数据脱敏、用药禁忌智能审核等技术应用。

## 三、实验步骤

### 第一阶段：平台基础配置

（1）搭建模拟网上药店系统（基于 OpenEMR 改造）。

（2）配置药品数据库（含 Rx/OTC 分类标识）。

（3）设置年龄/妊娠等用药禁忌自动拦截规则。

### 第二阶段：处方药销售流程

**1. 患者端**

（1）实名认证（模拟公安部身份证核验接口）。

（2）上传电子处方（模拟医院 HIS 系统 PDF 输出）。

**2. 药师端**

（1）处方审核（模拟 AI 辅助识别篡改处方）。

（2）用药指导（知识库联动）。

**3.** **订单处理**

（1）隐私信息脱敏（如收货地址部分隐藏）。

（2）特殊药品包装标识（如精神类药物专用包装）。

**第三阶段：隐私保护专项**

**1.** **设计数据分级保护方案**

（1）医疗数据（处方）加密存储。

（2）行为数据（浏览记录）匿名化。

**2.** **模拟 GDPR 合规检查**

（1）数据主体访问请求响应。

（2）数据泄露应急预案演练。

## 四、案例分析

对比分析"叮当快药"与"1 药网"的隐私政策差异。

## 五、小组讨论

设计针对老年人的无障碍购药界面方案。

## 六、思考题

1. 当患者要求删除购药记录时，如何平衡"被遗忘权"与《中华人民共和国药品管理法》规定的销售记录保存要求？

2. 在偏远地区配送中，如何解决温控药品"最后一公里"的物流难题？

# 实验三　医药电商大数据分析与智能推荐系统设计

## 一、实验目的

（1）通过本实验学习，掌握医药电商数据分析的基本方法，熟悉个性化药品推荐算法设计流程，了解 AI 在医药电商中的合规边界。

（2）具备运用数据分析技术优化医药电商运营及设计个性化推荐系统的能力。

（3）养成在医药电商领域应用 AI 技术时严格遵守合规要求的意识。

## 二、实验原理

基于真实脱敏的医药电商数据集（含用户画像、浏览行为、交易记录），运用 python 数据分析工具链（Pandas/Scikit－learn）构建推荐模型，重点解决医药领域特有的推荐准确性（如禁忌证规避）与合规性（如不得推荐处方药）要求。

## 三、实验步骤

**第一阶段：数据准备**

**1.** **获取模拟数据集**

（1）10 万条匿名用户行为日志。

（2）5万种药品属性数据。

（3）3千条药品相互作用关系。

**2. 数据清洗**

（1）处理缺失值（如用药品分类填充缺失的适应证）。

（2）特征工程（构建药品—症状关联矩阵）。

### 第二阶段：模型构建

**1. 基础推荐算法实现**

（1）协同过滤（基于用户相似度）。

（2）内容过滤（基于药品属性）。

**2. 医药特异性优化**

（1）添加禁忌证过滤层。

（2）设置OTC药品权重加成。

**3. 评估指标设计**

（1）准确率（Precision@K）。

（2）安全系数（无禁忌推荐率）。

### 第三阶段：系统集成

（1）开发Flask API接口。

（2）与模拟电商前端对接。

（3）A/B测试设计。

1）传统分类浏览与智能推荐进行比较。

2）转化率/客单价对比。

## 四、小组讨论

如何避免推荐算法导致的"药品过度商业化"问题？

## 五、思考题

1. 当推荐算法建议的药品与医师处方冲突时，系统应如何设计冲突解决机制？

2. 在缺乏足够医疗数据的情况下，如何保证推荐系统的安全性？

书网融合……

思考题参考答案　　　　本章小结　　　　习题

# 第二章  国内外医药电子商务开展情况

微课
PPT

## 实验一  我国医药电子商务发展现状与挑战分析

### 一、实验目的

（1）通过本实验学习，掌握我国医药电子商务的发展历程、现状及未来趋势，熟悉各发展阶段的关键事件、政策法规和技术应用。

（2）具备能够深入分析我国医药电子商务发展过程中面临的挑战，提出针对性的解决方案，并具备实际应用能力。

（3）培养医药电子商务领域的专业素养，增强对医药行业法规的熟悉度和对信息技术应用的敏感性，提升综合分析和解决问题的能力。

### 二、实验原理

#### （一）发展历程

**1. 起步和探索阶段（1996年开始）**　以河南省探索药品电子商务为标志，初步探索了药品电子商务的政策框架、商业模式和技术方案。1995年，河南省开始利用信息网络技术改造传统药品流通行业，1998年河南医药电子商务系统投入试运行。

**2. 试点和规范阶段（2000年开始）**　国家政策推动试点企业开展在线销售，逐步形成药品电子商务的规范和政策体系。2000年国务院办公厅转发相关指导意见，2004年《互联网药品信息服务管理办法》实施，2005年《互联网药品交易服务审批暂行规定》实施。

**3. 广泛推广应用阶段（2006年开始）**　《互联网药品交易服务审批暂行规定》实施，网上药店、网上批发、公共平台三种形式并存发展。2005年药房网网上药店获批并上线运营。

**4. 逐步走向成熟阶段（2015年开始）**　多种商业模式并存（B2B、B2C、O2O），行业逐步规范化，技术应用更加广泛。

#### （二）发展现状

**1. 市场规模**　2022年中国医药电商行业市场规模增至2520亿元，同比增速达36.14%。2023年医药电商市场规模达2852亿元。

**2. 商业模式**　B2B模式（如阿里健康）、B2C模式（如京东健康）、O2O模式（如叮当快药）。

**3. 技术创新**　大数据、云计算、物联网等技术在医药电商中的应用，提升交易效率和用户体验。

#### （三）发展面临的挑战

**1. 市场准入与监管**　市场准入门槛低，监管难度大，法律法规有待健全。

**2. 物流与消费者认知**　物流成本高、效率低，消费者对医药电商的认知度和信任度有待提高。老年群体对医药电商的接受度较低。

**3. 企业信息化水平与安全**　信息化建设不足，数据安全风险高。部分企业缺乏信息安全管理体系。

**4. 市场竞争**　部分企业竞争手段不正当，业务模式同质化，医保支付对接困难。

## 三、实验步骤

### 步骤一：发展历程梳理与分析

**1. 任务**　分组梳理我国医药电子商务的发展阶段，绘制时间轴，标注各阶段的关键事件和特点。

**2. 具体操作**

（1）每组选取一个发展阶段，详细研究该阶段的政策背景、标志性事件和技术应用。

（2）制作时间轴图表，标注各阶段的关键事件和政策法规。

（3）编写各阶段特点分析报告，总结该阶段的主要成就和存在的问题。

（4）输出成果：时间轴图表和各阶段特点分析报告。

### 步骤二：现状分析与挑战识别

**1. 任务**　分析当前我国医药电子商务的主要商业模式（B2B、B2C、O2O），结合实际案例探讨各模式的优势与挑战。

**2. 具体操作**

（1）每组选择一种商业模式（B2B、B2C、O2O），研究其典型案例。

（2）分析该模式的优势和面临的挑战，如市场竞争、法规限制、技术应用等。

（3）编写商业模式分析报告，包括案例分析和挑战识别。

（4）输出成果：商业模式分析报告，包括案例分析和挑战识别。

### 步骤三：挑战应对策略设计

**1. 任务**　针对识别的挑战，小组讨论并设计应对策略，如，如何提升消费者信任度、如何优化物流配送等。

**2. 具体操作**

（1）每组针对识别的挑战，讨论并提出具体的应对策略。

（2）从政策法规、技术创新、市场推广等方面提出具体措施。

（3）编写挑战应对策略报告，包括具体措施和实施建议。

（4）输出成果：挑战应对策略报告，包括具体措施和实施建议。

### 步骤四：政策法规研究与应用

**1. 任务**　研究我国医药电子商务相关的政策法规，分析其对行业发展的影响。

**2. 具体操作**

（1）每组选取一项重要政策法规（如《互联网药品信息服务管理办法》），研究其主要内容和实施背景。

（2）分析该法规对医药电子商务企业的影响，结合实际案例探讨企业如何合规运营。

（3）编写政策法规分析报告，包括法规内容、影响分析和合规建议。

（4）输出成果：政策法规分析报告，包括法规内容、影响分析和合规建议。

### 步骤五：技术应用与创新探讨

**1. 任务**　探讨大数据、云计算、物联网等技术在医药电子商务中的应用，分析其对提升交易效率和用户体验的作用。

**2. 具体操作**

（1）每组选取一项技术（如大数据、云计算、物联网等），研究其在医药电子商务中的应用场景。

（2）分析该技术如何提升交易效率、优化供应链管理和改善用户体验。

（3）编写技术应用分析报告，包括技术原理、应用场景和效果评估。

（4）输出成果：技术应用分析报告，包括技术原理、应用场景和效果评估。

## 四、思考题

1. 我国医药电子商务在不同发展阶段的主要特点是什么？

2. 当前我国医药电子商务面临的主要挑战有哪些？如何应对这些挑战？

3. 你认为未来我国医药电子商务的发展趋势是什么？

4. 如何通过技术创新提升医药电子商务的交易效率和用户体验？

5. 政策法规对医药电子商务的发展有哪些影响？企业如何确保合规运营？

# 实验二　国外医药电子商务发展现状与挑战分析

## 一、实验目的

（1）通过本实验学习，掌握国外医药电子商务的发展历程、现状及未来趋势，熟悉各发展阶段的关键事件、政策法规和技术应用。

（2）具备能够深入分析国外医药电子商务发展过程中面临的挑战的能力，能提出针对性的解决方案。

（3）拓宽医药电子商务领域的国际视野，增强对国际医药法规的熟悉度和对国际市场的敏感性，提升综合分析和解决问题的能力。

## 二、实验原理

### （一）发展历程

**1. 起步阶段（20世纪90年代末至21世纪初）**　互联网技术迅速发展，国外医药电子商务以信息发布和药品目录查询为主，真正的在线交易较少。例如，美国的一些医药公司在网上提供药品信息查询服务。

**2. 发展阶段（进入21世纪后）**　电子商务技术成熟，消费者接受度提高，政府加强监管，相关法规逐步完善。例如，美国食品药品管理局制订了互联网药品交易规则。

**3. 成熟阶段（2011年至今）**　商业模式完善，市场规模扩大，技术应用智能化、个性化，监管更加严格。例如，欧盟、日本等国家出台了相关法令，对医药电子商务的税收、广告、隐私保护等方面进行了规范。

### （二）发展现状

**1. 市场规模**　国外医药电子商务市场规模持续增长，尤其是在欧美地区，消费者对网上购药的接受度较高。

**2. 商业模式**　B2B、B2C、O2O等多种模式并存，企业通过技术创新和个性化服务提升竞争力。

**3. 技术创新**　大数据、云计算、物联网等技术在医药电子商务中的应用，提升交易效率和用户体验。

### （三）发展面临的挑战

**1. 政策法规限制**　各国政府对医药电子商务的监管严格，限制了其发展。例如，一些国家对药品的在线销售有严格的审批制度。

**2. 技术和人才短缺**    医药电子商务需要先进的信息技术和专业的人才支持，但目前一些国家在信息技术和人才方面还存在短缺问题。

**3. 药品质量安全问题**    消费者无法直接接触药品，难以判断药品的质量和真伪。一些不良商家可能会销售假冒伪劣药品。

**4. 消费者信任度问题**    由于药品的特殊性，消费者在购买药品时往往更加谨慎，对网上购药的安全性和有效性存在疑虑。

## 三、实验步骤

### 步骤一：发展历程梳理与分析

**1. 任务**    分组梳理国外医药电子商务的发展阶段，绘制时间轴，标注各阶段的关键事件和特点。

**2. 具体操作**

（1）每组选取一个发展阶段，详细研究该阶段的政策背景、标志性事件和技术应用。

（2）制作时间轴图表，标注各阶段的关键事件和政策法规。

（3）编写各阶段特点分析报告，总结该阶段的主要成就和存在的问题。

（4）输出成果：时间轴图表和各阶段特点分析报告。

### 步骤二：现状分析与挑战识别

**1. 任务**    分析国外医药电子商务的主要商业模式（B2B、B2C、O2O），结合实际案例探讨各模式的优势与挑战。

**2. 具体操作**

（1）每组选择一种商业模式（B2B、B2C、O2O），研究其典型案例。

（2）分析该模式的优势和面临的挑战，如市场竞争、法规限制、技术应用等。

（3）编写商业模式分析报告，包括案例分析和挑战识别。

（4）输出成果：商业模式分析报告，包括案例分析和挑战识别。

### 步骤三：挑战应对策略设计

**1. 任务**    针对识别的挑战，小组讨论并设计应对策略，如如何提升消费者信任度、如何优化物流配送等。

**2. 具体操作**

（1）每组针对识别的挑战，讨论并提出具体的应对策略。

（2）从政策法规、技术创新、市场推广等方面提出具体措施。

（3）编写挑战应对策略报告，包括具体措施和实施建议。

（4）输出成果：挑战应对策略报告，包括具体措施和实施建议。

### 步骤四：政策法规研究与应用

**1. 任务**    研究国外医药电子商务相关的政策法规，分析其对行业发展的影响。

**2. 具体操作**

（1）每组选取一项重要政策法规［如美国的《药品供应链安全法案》（DSCSA）］，研究其主要内容和实施背景。

（2）分析该法规对医药电子商务企业的影响，结合实际案例探讨企业如何合规运营。

（3）编写政策法规分析报告，包括法规内容、影响分析和合规建议。

（4）输出成果：政策法规分析报告，包括法规内容、影响分析和合规建议。

### 步骤五：技术应用与创新探讨

**1. 任务**　探讨大数据、云计算、物联网等技术在医药电子商务中的应用，分析其对提升交易效率和用户体验的作用。

**2. 具体操作**

（1）每组选取一项技术（如大数据、云计算、物联网等），研究其在医药电子商务中的应用场景。

（2）分析该技术如何提升交易效率、优化供应链管理和改善用户体验。

（3）编写技术应用分析报告，包括技术原理、应用场景和效果评估。

（4）输出成果：技术应用分析报告，包括技术原理、应用场景和效果评估。

## 四、思考题

1. 国外医药电子商务在不同发展阶段的主要特点是什么？

2. 当前国外医药电子商务面临的主要挑战有哪些？如何应对这些挑战？

3. 你认为未来国外医药电子商务的发展趋势是什么？

4. 如何通过技术创新提升医药电子商务的交易效率和用户体验？

5. 政策法规对医药电子商务的发展有哪些影响？企业如何确保合规运营？

---

**书网融合……**

思考题参考答案　　　　微课　　　　本章小结　　　　习题

# 第三章  我国医药电子商务相关法律法规

PPT

## 实验一  我国与电子商务相关法律法规

本实验是关于电子商务合同签订的合规实践。

### 一、实验目的

（1）通过本实验学习，掌握我国电子商务的法律依据；熟悉电子商务合同相关法律规定；了解我国电子商务的法律监管趋势。

（2）具备电子商务法律风险识别和防范的能力，以及运用法律法规分析和解决电子商务合同实际问题的能力。

（3）养成依法从业、合法合规的职业意识，以及主动防范法律风险、提升医药法律意识的职业素养。

### 二、实验原理

#### （一）中国电子商务法律框架

《中华人民共和国电子签名法》（简称《电子签名法》）、《中华人民共和国电子商务法》（简称《电子商务法》）为规范电子商务行为、保障电子商务健康发展提供了重要的法律保障。此外，国家层面颁布了一系列电子商务法律法规，以促进、规范电子商务的发展（表3-1）。

表3-1  电子商务主要法律法规框架

| 发文部门类型 | 名称 | 施行时间 |
| --- | --- | --- |
| 全国人大常委会 | 《中华人民共和国电子签名法》 | 2019.04.23 |
| 全国人大常委会 | 《中华人民共和国电子商务法》 | 2019.01.01 |
| 行政机关 | 《网络直播营销管理办法（试行）》 | 2021.05.25 |
| 行政机关 | 《电子商务平台知识产权保护管理》 | 2021.06.01 |
| 行政机关 | 《网络交易监督管理办法》 | 2025.05.01 |
| 司法机关 | 《关于审理涉电子商务平台知识产权民事案件的指导意见》 | 2020.09.10 |
| 司法机关 | 《关于审理网络消费纠纷案件适用法律若干问题的规定（一）》 | 2022.03.15 |
| 行业协会 | 《视频直播购物运营和服务基本规范》 | 2020.07.01 |
| 行业协会 | 《网络直播营销行为规范》 | 2020.07.01 |

#### （二）数据电文

数据电文，是指以电子、光学、磁或者类似手段生成、发送、接收或者储存的信息。数据电文即电子形式的文件。

**1. 数据电文的条件**  《电子签名法》规定，能够有形地表现所载内容，并可以随时调取查用的数据电文，视为符合法律、法规要求的书面形式。

（1）数据电文要满足原件形式，应当符合的条件包括：能够有效地表现所载内容并可供随时调取查用；能够可靠地保证自最终形成时起，内容保持完整、未被更改。但是，在数据电文上增加背书以及数据交换、储存和显示过程中发生的形式变化不影响数据电文的完整性。

（2）数据电文要满足文件保存，应当符合的条件包括：能够有效地表现所载内容并可供随时调取查用；数据电文的格式与其生成、发送或者接收时的格式相同，或者格式不相同但是能够准确表现原来生成、发送或者接收的内容；能够识别数据电文的发件人、收件人以及发送、接收的时间。

**2. 数据电文的证据使用要求**　《电子签名法》第七条规定，数据电文不得仅因为其是以电子、光学、磁或者类似手段生成、发送、接收或者储存的而被拒绝作为证据使用。简单地说，数据电文如果符合证据的客观性、关联性、合法性等规定，就可以作为证据使用。

**3. 数据电文的成立时间和地点**　《电子签名法》第十一条规定，数据电文进入发件人控制之外的某个信息系统的时间，视为该数据电文的发送时间。收件人指定特定系统接收数据电文的，数据电文进入该特定系统的时间，视为该数据电文的接收时间；未指定特定系统的，数据电文进入收件人的任何系统的首次时间，视为该数据电文的接收时间。当事人对数据电文的发送时间、接收时间另有约定的，从其约定。

《电子签名法》第十二条规定，以"主营业地"作为数据电文发送或者接收的地点，也就是说，发件人的主营业地为数据电文的发送地点，收件人的主营业地为数据电文的接收地点；没有主营业地的，其经常居住地为发送或者接收地点。在当事人之间有约定的情况下，当事人的约定优先于上述规定适用。

### （三）电子签名

**1. 电子签字的概念和种类**　电子签名是指数据电文中以电子形式所含、所附用于识别签名人身份并表明签名人认可其中内容的数据。

电子签名的种类包括以非对称密钥体系为基础建立的数字签名和其他签名形式；如 PIN 码（personal identification number，个人身份识别码）等。

**2. 电子签名的条件**

（1）电子签名制作数据用于电子签名时，属于电子签名人专有。

（2）签署时电子签名制作数据仅由电子签名人控制。

（3）签署后对电子签名的任何改动能够被发现。

（4）签署后对数据电文内容和形式的任何改动能够被发现。此外，当事人也可以选择使用符合其约定的可靠条件的电子签名。

**3. 电子签名认证证书**　电子认证服务提供者签发的电子签名认证证书应当准确无误，并应当载明下列内容：电子认证服务提供者名称；证书持有人名称；证书序列号；证书有效期；证书持有人的电子签名验证数据；电子认证服务提供者的电子签名；国务院信息产业主管部门规定的其他内容。

经国务院信息产业主管部门根据有关协议或者对等原则核准后，中华人民共和国境外的电子认证服务提供者在境外签发的电子签名认证证书与依照本法设立的电子认证服务提供者签发的电子签名认证证书具有同等的法律效力。

### （四）电子商务合同的订立与履行

电子商务当事人订立和履行合同，适用《电子商务法》第三章和《中华人民共和国民法典》（以下简称《民法典》）、《电子签名法》等法律的规定。

**1. 合同订立**　电子商务经营者发布的商品或者服务信息符合要约条件的，用户选择该商品或者服务并提交订单成功，合同成立。当事人另有约定的，从其约定。电子商务经营者不得以格式条款等方式约定消费者支付价款后合同不成立；格式条款等含有该内容的，其内容无效。

**2. 合同履行**　合同标的为交付商品并采用快递物流方式交付的，收货人签收时间为交付时间。合同标的为提供服务的，生成的电子凭证或者实物凭证中载明的时间为交付时间；前述凭证没有载明时间或者载明时间与实际提供服务时间不一致的，实际提供服务的时间为交付时间。

合同标的为采用在线传输方式交付的，合同标的进入对方当事人指定的特定系统并且能够检索识别的时间为交付时间。

**3. 快递物流交付**　电子商务当事人可以约定采用快递物流方式交付商品。快递物流服务提供者为电子商务提供快递物流服务，应当遵守法律、行政法规，并应当符合承诺的服务规范和时限。快递物流服务提供者在交付商品时，应当提示收货人当面查验；交由他人代收的，应当经收货人同意。快递物流服务提供者应当按照规定使用环保包装材料，实现包装材料的减量化和再利用。快递物流服务提供者在提供快递物流服务的同时，可以接受电子商务经营者的委托提供代收货款服务。

**4. 电子支付价款**　电子商务当事人可以约定采用电子支付方式支付价款。电子支付服务提供者为电子商务提供电子支付服务，应当遵守国家规定，告知用户电子支付服务的功能、使用方法、注意事项、相关风险和收费标准等事项，不得附加不合理交易条件。电子支付服务提供者应当确保电子支付指令的完整性、一致性、可跟踪稽核和不可篡改。电子支付服务提供者应当向用户免费提供对账服务以及最近三年的交易记录。电子支付服务提供者完成电子支付后，应当及时准确地向用户提供符合约定方式的确认支付的信息。

## 三、实验步骤

### 步骤一：法律条款解析

法律检索与梳理：选取《电子商务法》《民法典》《电子签名法》中关于电子商务合同相关的条款，进行梳理分析和对比，形成法律条款分析报告（可以表格、思维导图等形式呈现）。

### 步骤二：电子商务合同签订模拟

**1. 分组与角色**　A组（商家/平台方）和B组（消费者/买方）。

**2. 合同起草**　起草一份电子商务买卖合同，重点条款包括商品描述、价格、交付方式、退换货规则、争议解决条款（诉讼或仲裁）等。

**3. 电子签名与存证**　使用模拟工具完成签名。

### 步骤三：电子商务合同生效与履行模拟

采用场景或案例模拟的形式（分组任务），分析不同情境下电子商务合同的法律效力。例如：某企业使用微信聊天记录达成采购意向，未签订正式电子合同。

## 四、思考题

我国关于电子商务合同的法律依据与核心要点包括哪些？

# 实验二　我国与医药电子商务相关法律法规 📱微课

本实验是关于药品网络销售合规性审查。

## 一、实验目的

（1）通过本实验学习，掌握我国医药电子商务的法律依据，熟悉《药品网络销售监督管理办法》

的核心条款，了解我国医药电子商务法律法规的发展趋势。

（2）具备医药电子商务法律风险识别和防范的能力，以及运用法律法规分析和解决药品网络销售实际问题的能力。

（3）养成以药品质量安全为首位、严守法律底线的医药电商职业素养。

## 二、实验原理

国家先后发布实施了《药品电子商务试点监督管理办法》《互联网药品信息服务管理办法》《互联网药品交易服务审批暂行规定》和《药品网络销售监督管理办法》，使我国的医药电子商务的开展有法可依，医药电子商务政策和法律法规也逐步得到完善。

### （一）《互联网药品交易服务审批暂行规定》

互联网药品交易服务，是指通过互联网提供药品（包括医疗器械、直接接触药品的包装材料和容器）交易服务的电子商务活动。我国互联网药品交易的电子商务的模式包含 B2B 和 B2C 两种。

为了规范互联网药品购销行为，加强对互联网药品交易服务活动的监督管理，《互联网药品交易服务审批暂行规定》首次明确了互联网药品交易的准入和运营规则，为行业合规发展奠定了基础，同时平衡了便利性与安全性。随着电商发展，在互联网药品交易活动取消许可审批制度后，相关细则不断更新以适应新业态。

### （二）《互联网药品信息服务管理办法》

**1. 互联网药品信息服务的概念和分类** 互联网药品信息服务，是指通过互联网向上网用户提供药品信息的服务活动。

互联网药品信息服务可分为经营性和非经营性两类：经营性互联网药品信息服务是指通过互联网向上网用户有偿提供药品信息等服务的活动。非经营性互联网药品信息服务则是指通过互联网向上网用户无偿提供公开的、共享性药品信息等服务的活动。

**2. 互联网发布药品信息的要求** 提供互联网药品信息服务的网站，应当在其网站主页显著位置标注互联网药品信息服务资格证书的证书编号。

（1）提供互联网药品信息服务网站所登载的药品信息必须科学、准确，必须符合国家的法律法规和国家有关药品管理的相关规定。

（2）提供互联网药品信息服务的网站发布的药品广告，必须经过广告监督管理部门审查批准。

（3）提供互联网药品信息服务的网站发布的药品广告要注明广告审查批准文号。

（4）不得发布麻醉药品、精神药品、医疗用毒性药品、放射性药品、戒毒药品和医疗机构制剂、药品类易制毒化学品的药品信息。

自 2025 年 1 月 20 日起，国家将"药品、医疗器械互联网信息服务审批"改为备案管理，药品监督管理部门对上述行政许可事项不再实施审批管理，已受理申请的依法终止审批程序。取消审批前已取得互联网药品信息服务资格证书的，证书有效期满后继续开展药品、医疗器械互联网信息服务，按程序备案。这一改革是监管部门对行业发展需求的积极回应。

### （三）《药品网络销售监督管理办法》

**1. 药品网络销售的资质** 从事药品网络销售的，应当是具备保证网络销售药品安全能力的药品上市许可持有人或者药品经营企业。即药品上市许可持有人或者取得药品经营许可证的经营企业才能开展药品网络销售业务。中药饮片生产企业销售其生产的中药饮片，应当履行药品上市许可持有人相关义务。

**2. 药品网络销售的范围**　药品网络销售企业应当按照经过批准的经营方式和经营范围经营。药品网络销售企业为药品上市许可持有人的,仅能销售其取得药品注册证书的药品。未取得药品零售资质的,不得向个人销售药品。

疫苗、血液制品、麻醉药品、精神药品、医疗用毒性药品、放射性药品、药品类易制毒化学品等国家实行特殊管理的药品不得在网络上销售,具体目录由国家药品监督管理局组织制定。

药品网络零售企业不得违反规定以买药品赠药品、买商品赠药品等方式向个人赠送处方药、甲类非处方药。

**3. 药品网络销售的基本要求**　从事药品网络销售、提供药品网络交易平台服务,应当遵守药品法律、法规、规章、标准和规范,依法诚信经营,保障药品质量安全。应当采取有效措施保证交易全过程信息真实、准确、完整和可追溯,并遵守国家个人信息保护的有关规定。

**4. 药品网络销售管理**

(1) 信息报告　药品网络销售企业应当向药品监督管理部门报告企业名称、网站名称、应用程序名称、IP 地址、域名、药品生产许可证或者药品经营许可证等信息。信息发生变化的,应当在 10 个工作日内报告。

药品网络销售企业为药品上市许可持有人或者药品批发企业的,应当向所在地省级药品监督管理部门报告。药品网络销售企业为药品零售企业的,应当向所在地市县级药品监督管理部门报告。

(2) 资质信息公示　药品网络销售企业应当在网站首页或者经营活动的主页面显著位置,持续公示其药品生产或者经营许可证信息。药品网络零售企业还应当展示依法配备的药师或者其他药学技术人员的资格认定等信息。上述信息发生变化的,应当在 10 个工作日内予以更新。

(3) 药品信息展示　药品网络销售企业展示的药品相关信息应当真实、准确、合法。从事处方药销售的药品网络零售企业,应当在每个药品展示页面下突出显示"处方药须凭处方在药师指导下购买和使用"等风险警示信息。处方药销售前,应当向消费者充分告知相关风险警示信息,并经消费者确认知情。

药品网络零售企业应当将处方药与非处方药区分展示,并在相关网页上显著标示处方药、非处方药。药品网络零售企业在处方药销售主页面、首页面不得直接公开展示处方药包装、标签等信息。通过处方审核前,不得展示说明书等信息,不得提供处方药购买的相关服务。

(4) 处方药网络销售　通过网络向个人销售处方药的,应当确保处方来源真实、可靠,并实行实名制。药品网络零售企业应当与电子处方提供单位签订协议,并严格按照有关规定进行处方审核调配,对已经使用的电子处方进行标记,避免处方重复使用。

第三方平台承接电子处方的,应当对电子处方提供单位的情况进行核实,并签订协议。药品网络零售企业接收的处方为纸质处方影印版本的,应当采取有效措施避免处方重复使用。

(5) 配送管理　药品网络零售企业应当对药品配送的质量与安全负责。配送药品,应当根据药品数量、运输距离、运输时间、温湿度要求等情况,选择适宜的运输工具和设施设备,配送的药品应当放置在独立空间并明显标识,确保符合要求、全程可追溯。

药品网络零售企业委托配送的,应当对受托企业的质量管理体系进行审核,与受托企业签订质量协议,约定药品质量责任、操作规程等内容,并对受托方进行监督。

(6) 销售凭证与记录　向个人销售药品的,应当按照规定出具销售凭证。销售凭证可以以电子形式出具,药品最小销售单元的销售记录应当清晰留存,确保可追溯。

药品网络销售企业应当完整保存供货企业资质文件、电子交易等记录。销售处方药的药品网络零售企业还应当保存处方、在线药学服务等记录。相关记录保存期限不少于5年，且不少于药品有效期满后1年。

（7）风险控制　药品网络销售企业对存在质量问题或者安全隐患的药品，应当依法采取相应的风险控制措施，并及时在网站首页或者经营活动主页面公开相应信息。

### 5. 药品网络交易平台管理

（1）平台备案　第三方平台必须向所在地省级药品监督管理部门进行备案，确保公示信息与实际经营情况相符。

（2）入驻商家资质审核　平台方需与入驻商家签订协议，明确双方在药品质量安全方面的责任，并严格审核商家的经营资质和安全能力。

（3）经营管理监督　平台应对入驻商家的销售活动进行监督，确保其遵守相关法律法规，并及时制止和报告违规行为。

（4）处方管理　平台应制定处方管理制度，确保销售方按规定审查处方来源，并进行合规的处方药销售。

（5）第三方配送管理　若平台使用第三方配送企业，应对其进行评审，确保配送方具备相应的质量管理体系和风险控制能力。

（6）交易信息记录与保存　平台应保存药品展示、交易记录等信息，确保数据的真实性、完整性和可追溯性。

（7）平台体系建设　平台应建立药品质量安全管理机构，配备专业药学技术人员，并制定覆盖药品销售活动的管理制度。

（8）风险控制义务　平台应制定应急预案，配合药品召回，并及时提供监管部门所需的信息，以应对可能的公共卫生事件或其他紧急情况。

## 三、实验步骤

### 步骤一：法律检索与梳理

检索《中华人民共和国药品管理法》（以下简称《药品管理法》）《药品网络销售监督管理办法》中关于药品网络销售的法律规定。重点关注处方药销售条件、平台资质要求、药品信息展示限制等法律监管要点。

### 步骤二：模拟药品网络销售审查

分组选择医药电商平台，对其以下内容进行合规审查。

（1）处方药销售流程　是否强制要求上传处方？

（2）非处方药（OTC）展示页面　是否示明"请按药品说明书使用"？

（3）平台资质　是否公示营业执照、经营许可、备案凭证等信息？

### 步骤三：撰写合规报告

列出审查发现的合规点与风险点，并提出整改建议。

提交一份《XX医药电商平台合规审查报告》，包含法律依据、问题截图、整改建议。

## 四、思考题

简述我国药品网络销售管理的监管要点。

书网融合······

思考题参考答案　　　　　微课　　　　　本章小结　　　　　习题

# 第四章  国外医药电子商务法律法规与合规操作

微课　PPT

## 实验一　医药电子商务跨境电子签名与电子合同多法域合规应用实验

### 一、实验目的

（1）通过本实验学习，掌握美国《全球和国家商业电子签名法》（含 2020 年修订条款）、《统一电子交易法（UETA）》及欧盟《电子身份、信托服务和电子签名指令（eIDAS）》（含 2024 年修订条款）的核心合规要求，熟悉纸质文档向电子化转型的签名流程设计、跨境互认规则及医药行业特殊监管要求，了解不同法域下电子合同的形式要件差异。

（2）具备医药电商场景下电子合同合规审查、消费者同意机制设计及跨境交易中合格电子签名（QES）应用的能力。

（3）养成"书面记录等效性"与"法域差异识别"的合规意识。

### 二、实验原理

#### （一）美国电子签名与电子交易法律框架

《统一电子交易法（UETA）》与《全球和国家商业电子签名法》（ESIGN）是美国两部重要的电子签名法律，它们在功能上具有相似性，但在适用范围、立法层级及具体规定上存在显著差异。两者均旨在赋予电子签名与手写签名同等的法律效力，并简化商业交易中的电子记录和签名流程；两法都规定，电子签名不得仅因形式为电子而被拒绝法律效力或可执行性；两者均排除了某些特定类型的文件，如遗嘱、信托文件等，这些文件通常需要手写签名。

**1. 《全球和国家商业电子签名法》（ESIGN）核心规则**

（1）法律效力等同原则　明确电子签名、电子记录与传统手写签名、纸质文件具有同等法律效力，禁止以"电子形式"为由否认其可执行性。适用于跨州或国际商业交易，覆盖合同签订、通知发送、记录存储等场景。

（2）消费者同意机制　企业向消费者提供需书面形式的信息（如药品购买合同、隐私政策）时，必须获得"明确同意"。同意需满足：①消费者知晓将接收电子文件，并自愿选择电子方式。②告知消费者撤回同意的权利及后果（如撤回后可能无法继续交易）。③提供获取纸质文件的方式（如免费下载、付费邮寄）。

（3）技术中立原则　不指定特定电子签名技术（如数字证书、生物识别、短信验证码等），只要满足"能够识别签署人身份并防篡改"即可生效。

（4）州法兼容性　允许各州制定补充法规，但不得与 ESIGN 冲突。

（5）ESIGN 法案修订要点　①消费者同意机制简化：取消原法案中"消费者需合理证明具备电子访问能力"的要求，改为仅需提供技术变更通知，如系统升级导致格式不兼容时需重新获取同意。②豁免范围调整：新增对遗嘱信托类文件电子签名的有条件认可，如加州允许经公证的电子遗嘱。

**2. 《统一电子交易法（UETA）》示范规则**

（1）适用前提　仅在交易双方"明确同意使用电子方式"时生效，默认规则可通过协议修改。

（2）核心法律认可　①电子记录（electronic record）：以电子形式生成、存储的信息，与纸质记录具有同等证据效力。②电子签名（electronic signature）：附于电子记录的符号或程序，表明签署人同意记录内容。③电子代理人（electronic agent）：如自动下单程序，其操作视为用户行为，合同效力受法律保护。

（3）关键例外场景　不适用于遗嘱、婚姻协议、法院传票等特定文件（各州可自定义例外清单，如加州排除信托事务相关交易）。

**3. UETA 与 ESIGN 差异**　UETA 是各州自愿采纳的示范法，ESIGN 是联邦法律，两者共同构成电子交易法律基础，州际交易中 ESIGN 优先于州 UETA，但州内交易允许各州在 UETA 框架下制定更严格规则，如伊利诺伊州要求医疗文件电子签名需动态生物识别 + 数字证书双因素认证（表4-1）。

表4-1　UETA 与 ESIGN 差异

| 维度 | ESIGN 法案 | UETA 法案 |
| --- | --- | --- |
| 适用范围 | 州际/国际贸易 | 州内商业交易 |
| 效力层级 | 联邦法律（强制适用） | 州法律（48 州采用） |
| 豁免范围 | 遗嘱、离婚协议等 | 不动产交易文件等 |

### （二）欧盟电子签名与跨境互认制度（eIDAS 条例）

**1. 电子签名分类及合规要求**

（1）简单电子签名（SES）　最基础形式，如用户密码、邮件点击确认，无特定安全要求，适用于低风险场景（如非处方药浏览记录确认）。

（2）高级电子签名（AES）　满足三项核心标准：①与签署人唯一关联，如生物特征数据、动态令牌；②能够识别签署人身份；③对签名后数据篡改可检测，如哈希值校验；④适用于中等风险交易，如 B2B 药品采购订单。

（3）合格电子签名（QES）　最高级别，需由"合格信任服务提供商（TSP）"签发，TSP 需在欧盟信任服务列表（TSL）注册，遵守严格技术标准。QES 具备"跨境互认"效力，可在所有成员国用于法律文件，如处方药销售合同，证据效力等同于手写签名。

（4）欧盟 eIDAS 条例修订要点（2024 年）　①新增合规要求，如，2026 年起强制成员国提供欧洲数字身份钱包（EDIW），整合 QES 签发、处方验证等功能，支持跨境药企身份互认；新增电子归档服务认证标准，要求医药合同存档需满足 10 年以上可追溯性；②医药行业特殊规范 QES 签署的处方必须关联欧盟药品追溯系统（FMD），且药师签名需包含执业许可证编号及时间戳。

**2. 跨境互认机制**

（1）电子身份互认　成员国须接受其他国家的电子身份证件（如德国的电子身份证、法国的数字证书），用于跨境药品采购企业注册、药师资格认证。

（2）信任服务互认　欧盟统一 TSL 列表，企业选择列表内 TSP 提供的 QES/AES，无须在每个成员国单独认证。例如，荷兰 TSP 签发的 QES 可直接用于意大利药品进口合同。

### （三）医药电商电子合同特殊合规要点

**1. 处方药交易限制**　美国《瑞安海特法案》要求处方药电子合同必须包含真实处方验证记录，如医生电子签名、处方编号可追溯至 FDA 数据库；欧盟《2011/62/EU 指令》禁止非授权药房通过互联网销售处方药，电子合同需关联实体药房执业许可证号。

**2. 消费者保护强化**　ESIGN 要求药品电商在电子合同中突出显示副作用、禁忌证等关键信息，且格式需便于阅读（如字体不小于 12 磅、颜色对比鲜明）；eIDAS 要求 QES 签署的处方药合同必须包含药师电子签名，确保用药指导可追溯。

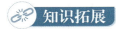 **知识拓展**

### 中美欧跨境互认机制对比

| 维度 | 美国 ESIGN | 欧盟 eIDAS | 中国《电子签名法》 |
| --- | --- | --- | --- |
| 互认基础 | UETA 州际互认 | 欧盟 TSL 列表互认 | 粤港澳大湾区试点互认 |
| 医药合同特殊要求 | 21 CFR Part 11 加密标准 | ETSI EN 319 401 合规 | GB/T 25064 – 2010 信息安全技术公钥基础设施电子签名格式规范 |
| 争议解决依据 | UCC《美国统一商法典》 | eIDAS | 《民法典》 |

## 三、实验步骤

模拟以下不同场景下文件的制作，美国 A 公司（卖非处方药给欧盟用户）、欧盟 B 公司（向美国供应商采购药品）。

### 步骤一：纸质版电子签名流程模拟与合规文件制作

**1. B2C 场景：消费者同意书签署（模拟 ESIGN 合规）**

（1）模板设计与填写　根据 ESIGN 法案要求，自主撰写《电子签名同意书》，需包含以下内容：①法律效力等同声明，如"电子签名与纸质签名具有同等法律效力"；②用户权利条款，如撤回同意的流程及后果；③纸质文件获取方式说明，如邮寄费用、申请时限。

（2）扮演企业　在《电子签名同意书》中填写以下内容：①告知用户"您选择电子签名即同意本合同效力等同于纸质合同"。②注明用户权利：可随时通过客服电话撤回同意，撤回后不再接收电子合同。③附加条款：根据美国 ESIGN 法案，您可在 7 个工作日内申请纸质合同邮寄（邮费自付）。

（3）分组设计"撤回同意申请表"　要求包含：①用户签名栏，需注明"手写签名"；②撤回范围选项，如"仅撤回电子签名同意"或"撤回全部服务"；③提交方式说明，如邮寄地址或线上提交链接。

**2. B2B 场景：QES 条款植入采购合同（模拟 eIDAS 合规）**

（1）模板修改　根据 eIDAS 条例，在空白合同模板中插入合规条款：①明确使用"合格电子签名（QES）"，并指定 TSP 名称及认证编号，如"由德国 TÜV 认证的信任服务提供商签发，TSL 编号：DE - 001。②签名包含唯一时间戳（格式：YYYY - MM - DD HH：MM：SS）及签署人数字证书编号；③标注"未使用 EUTL 列表内 TSP 可能导致成员国拒绝认可"的免责声明。

（2）手工标注　用荧光笔标记合同中需 QES 签署的位置（如甲方/乙方签名栏），注明"此处需粘贴 TSP 出具的认证标签"。

### 步骤二：合规审查清单使用

**1. ESIGN 合规审查（以 B2C 同意书为例）**　以小组为单位，根据 ESIGN 核心规则（明确同意、可访问性、州法差异），设计一份《ESIGN 合规审查表》，包含：①审查项目（如"是否提供纸质文件获取途径"）；②合规标准（如"需注明邮寄费用及申请时限"）；③问题记录栏（用于填写实际检查结果）（表 4 - 2）。

交换小组设计的审查表，对其他组的《电子签名同意书》进行交叉审查，记录问题并提出改进建议。

表 4 – 2　ESIGN 合规审查清单（示例）

| 审查项目 | 合规要求 | 实际情况记录 | 是否合规 | 改进建议 |
|---|---|---|---|---|
| 明确同意 | 单独文件或弹窗，用户可明确选择"同意/拒绝" | 同意书首页有红色加粗标题"电子签名同意声明" | 是 | 增加"拒绝"按钮说明（如"拒绝则无法下单"） |
| 可访问性 | 告知用户如何下载、打印电子记录 | 末页注明"登录账户→订单中心→下载 PDF" | 是 | 补充手机端操作指南 |
| 州法差异 | 若用户所在地为纽约州，是否提示额外要求 | 未标注，需增加"纽约州用户需线下邮寄纸质副本"条款 | 否 | 增加地域识别条款 |

**2. eIDAS 合规审查（以 B2B 合同为例）**　重点检查：①合同是否注明 QES 的 TSP 名称；②签名区域是否预留"合格证书编号""签名创建时间"填写栏（手工补充）。

### 步骤三：跨境电子合同效力验证

**1. 美国法域效力验证**

（1）依据 UETA"电子记录效力"，检查合同是否包含：①双方名称（手写或打印）、签署日期（精确到分钟）；②声明"本合同采用电子方式签署，符合 UETA 及签署地州法律"。

（2）实操：用红色笔圈出合同中符合 UETA 的关键条款（如"双方同意电子交易"）。

**2. 欧盟法域效力验证**　模拟通过欧盟官网查询 TSP 资质：①发放"TSL 信任服务列表"纸质版，学生手动查找合同中注明的 TSP 是否在列表内；②记录 TSP 的认证范围（如"可签发 QES 用于药品销售合同"）。

### 步骤四：多法域差异处理

**1. 结合小组完成的作业，进行场景模拟**　例如小组 A 扮演法国监管机构，指出美国 A 公司合同未用法语标注"药品储存条件"（违反法国《医疗广告法》）；小组 B 扮演 A 公司合规部，依据 ESIGN 和 eIDAS 抗辩，如"英语是欧盟官方语言之一，且用户可自行翻译"。

**2. 文档修订**　在合同中增加"多语言条款"：①关键信息（如警示语、剂量说明）同时用英语和目标国语言标注（附翻译模板）；②注明"若当地法律要求特定语言，以当地语言版本为准"。

## 四、思考题

1. 若纸质合同中手工填写的电子签名时间戳不清晰，可能违反 ESIGN 的哪条规定？如何通过文档格式设计避免？

2. 当欧盟用户坚持要求纸质合同而非电子合同时，企业是否必须提供？结合 UETA 和 eIDAS 分析。

# 实验二　医药电商平台用户数据隐私保护合规操作实验

## 一、实验目的

（1）通过本实验学习，掌握 GDPR、APPI 中用户数据分类、同意管理、跨境传输的核心规则，熟悉动态隐私政策撰写（包含 cookie 管理、AI 数据处理）、同意书签署流程及数据主体权利响应表单设计，了解医药数据特殊保护要求。

（2）具备制定多法域兼容的隐私政策及处理复杂用户请求的能力。

（3）养成"数据最小化记录"与"合规流程文档化"的意识，建立"全生命周期文档管理"意识，覆盖数据收集、存储、跨境传输至销毁全流程。

## 二、实验原理

### （一）欧盟《通用数据保护条例》（GDPR）核心规则

#### 1. 数据处理合法性基础

（1）明确同意 处理健康数据、未成年人信息等敏感数据时，需获得"明确、具体、知情且自愿"的同意，同意书需单独签署，不得与其他条款捆绑（如"勾选同意即下单"无效）。

（2）合同履行 为完成药品订单处理，可收集收货地址、支付信息，无须额外同意，但须限定在"必要范围"（如仅收集配送所需地址，不采集用户工作单位）。

（3）公共利益 向监管机构报送药品不良反应数据时，可基于"公共健康保护"合法处理，无须用户同意。

（4）新增例外情形 医疗紧急情况下可不经同意处理健康数据。

（5）cookie 管理 需提供"同意层级选择"（如必要/分析/营销 Cookie 分项勾选）。

#### 2. 敏感数据特殊保护

（1）健康数据 包括诊断结果、处方内容、用药历史，处理前必须获得"书面或电子形式的明确同意"，且告知数据用途（如"仅用于药师在线咨询"）。

（2）未成年人数据（13～15 岁） 除同意外，需额外采取年龄验证措施（如身份证扫描、家长邮箱确认），符合《儿童在线隐私保护法案》（COPPA）跨境适用要求（若用户位于美国）。

#### 3. 数据主体权利体系

（1）访问权 用户可要求企业提供其存储的所有个人数据清单，包括数据类别、存储位置、共享对象（如"您的处方数据存储在爱尔兰数据中心，已共享给配送公司 XYZ"）。

（2）被遗忘权 用户注销账户时，企业需删除其所有数据，包括备份文件，但法律要求保留的例外（如税务记录需保存 7 年）。

（3）数据可携带权 用户可要求将健康数据以"结构化、通用格式"导出（如 CSV、JSON），并转移至其他平台（如从 A 电商导出用药记录至 B 健康 APP）。

#### 4. 跨境数据传输规则

（1）充分保护认定 向欧盟外传输数据，若接收国（如美国）被欧盟委员会认定为"数据保护水平充分"（如通过隐私盾认证），可直接传输。

（2）标准合同条款（SCCs） 若接收国无充分保护，需签署欧盟批准的 SCCs 模板，明确双方数据保护责任（如美国云服务商需承诺"遵守 GDPR 数据安全措施"）。

（3）限制传输场景 禁止向数据保护薄弱国家（如未加入《海牙公约》的地区）传输健康数据，除非用户书面同意且采取额外加密措施（如 AES－256 加密 ＋ 区块链存证）。

（4）隐私盾替代机制 采用新版标准合同条款（2023 SCCs）并完成传输影响评估（TIA）。

（5）补充技术措施 区块链存证需符合 ENISA 认证标准。

### （二）日本《个人信息保护法》（APPI）关键要求

#### 1. 个人信息定义与分类

（1）特定个人信息 包含健康状态、病历、处方等可直接识别个人的信息，处理时需满足"必要性原则"（仅收集与业务直接相关的数据，如购药时不采集用户教育背景）。

（2）敏感个人信息 除健康数据外，还包括种族、宗教信仰等，处理前需获得"书面同意"（含电子书面形式，如 PDF 签署的同意书）。

**2. 跨境传输流程**

（1）事前告知　向海外传输个人信息前，需通过邮件、APP 弹窗等方式告知用户：①接收方名称及地址（如"美国亚马逊云，地址：西雅图×××"）；②传输数据类型（如"仅传输订单号、药品名称，不包含处方照片"）；③用户拒绝权及后果（如"拒绝传输将导致无法使用跨境配送服务"）。

（2）安全措施　无论接收国是否充分保护，均需采取技术措施确保数据传输安全（如 HTTPS 加密、传输后立即删除本地副本）。

（3）白名单扩展　《个人信息保护法》第 28 条设立了数据跨境充分性认定制度。2019 年 1 月，日本公布通过数据保护充分性认定的国家或地区有 2 个：欧盟、英国。

（4）动态告知义务　传输对象变更时需重新获取同意。

**3. 医药数据额外合规**

（1）《药械法》配套要求　处方数据存储期限不得超过用药周期 + 2 年（如慢性病用药需存储至停药后 2 年），且需定期向厚生劳动省报告数据安全事件（如泄漏事故发生后 72 小时内提交书面报告）。

（2）电子处方特殊规定　药师在线问诊生成的电子处方，需关联患者身份证号及药师执业证书编号，确保"一人一方"可追溯。

（3）泄露报告时限　重大事件需 24 小时内向日本个人信息保护委员会（PPC）及厚生劳动省双线报告。

**（三）医药电商数据合规交叉点**

**1. 数据最小化实践**　非处方药购买，仅收集姓名、收件地址、联系方式，不得索要病历信息；处方药购买必须收集处方照片，但需自动模糊处理非必要信息（如隐藏患者身份证号后 4 位）。

**2. 合规记录留存**　GDPR 要求保存同意记录、跨境传输文件至少 5 年，APPI 要求保存个人信息处理日志 3 年，均需建立纸质或电子台账，记录数据处理时间、操作人员、合规依据（如"GDPR Article 7，同意书编号：2024 - 001"）。

## 三、实验步骤

模拟以下场景文件的合规性审查及修改，欧盟 C 公司（收集用户健康数据）、日本 D 公司（向美国传输处方信息）。

**步骤一：数据分类与隐私政策框架搭建**

**1. 数据分类实操**

（1）学生根据 GDPR 和 APPI 规则，自行设计《用户数据分类表》，《用户数据分类表》需包含：①数据类型（如处方照片、收货地址）；②敏感等级（极高、高、中、低）；③合法性基础（如"明确同意"或"合同履行"）。

（2）以某医药电商平台为例，列举至少 5 类数据，完成分类并填写《用户数据分类表》（表 4 - 3）。

表 4 - 3　用户数据分类表（示例）

| 数据类型 | 示例 | 敏感等级 | GDPR 合法性基础 | APPI 处理要求 | 存储期限建议 |
|---|---|---|---|---|---|
| 处方照片 | 医生手写处方扫描件 | 极高 | 明确书面同意 | 加密存储 + 年度审计 | 用药结束后 3 年删除 |
| 收货地址 | 家庭住址 | 低 | 合同履行 | 告知用途 + 允许更正 | 订单完成后 1 年删除 |

**2. 隐私政策框架设计**

（1）依据 GDPR，学生撰写隐私政策核心段落：①健康数据收集目的（如"健康数据仅用于药师用药指导，不用于营销"）；②跨境传输说明（如"处方数据加密存储在欧盟境内服务器，如需传输至美国，将通过××快递公司加密邮寄纸质副本"）；③用户权利告知（如访问权、删除权）。

（2）小组间交换隐私政策草案，互相检查是否遗漏 GDPR 或 APPI 关键条款。

### 步骤二：同意书签署与记录管理

#### 1. B2C 健康数据同意书签署

（1）根据 GDPR，设计一份《健康数据同意书》，要求：①单独文件（不得与其他条款合并），包含数据用途、撤回方式、存储期限；②提供"同意"与"拒绝"选项（拒绝需说明后果）。

（2）模拟用户签署流程，在《健康数据同意书》上手写签名，注明日期手写签名并标注日期。

（3）企业端（另一学生）记录：①同意书编号（如 GDPR－2024－001）、用户 ID、数据类型（过敏史）；②存储位置（纸质文件柜 A 区 3 层，电子扫描件加密存储于本地硬盘）。

#### 2. 未成年人数据处理（COPPA 模拟）

设计《家长同意书模板》，包含：①未成年人身份验证，如姓名、出生日期（证明≤13 岁）；②家长签名及联系方式（电话/邮箱）、与未成年人关系；③数据使用范围说明，如"仅用于处方审核"。

### 步骤三：跨境传输合规操作

#### 1. 欧盟→美国处方数据传输（模拟 SCCs）

（1）根据 GDPR 标准合同条款（SCCs），撰写一份《数据传输协议》，需包含：①双方责任（如"美国接收方需实施加密措施"）；②数据安全要求（如 AES－256 加密）；③争议解决机制（如适用欧盟法院管辖）。

（2）模拟签署流程，填写《跨境传输申请表》，在协议末尾手写双方代表签名及日期，①申请方：C 公司，接收方：美国云服务商 XYZ Inc.。②数据类型：处方照片（已加密）。③传输方式：线下快递（U 盘存储，快递公司保价）。

（3）附加文件：双方签署的 SCCs 纸质版（模板中已包含责任条款）。

#### 2. 日本→欧盟数据传输（APPI 合规）

（1）根据 APPI 要求，撰写《跨境传输告知函》，需包含：①接收方信息（名称、地址）；②传输数据类型及用途；③用户拒绝权说明（如"拒绝将导致服务终止"）。

（2）模拟向用户邮寄《跨境传输告知函》，①告知内容：如"您的订单数据将于 2024 年 X 月 X 日传输至德国法兰克福数据中心"。②回复选项：如"□ 同意 □ 拒绝（拒绝则无法完成订单，建议选择本地存储）"。

### 步骤四：数据主体权利响应

#### 1. 访问请求处理

用户提交《数据访问申请表》，企业端需进行：①核对用户签名与注册信息一致性；②手工整理数据清单（如"您的健康数据包括：2023 年 3 月过敏史记录、2023 年 5 月处方照片"）；③3 个工作日内邮寄纸质版数据清单（附骑缝章）。

#### 2. 删除请求处理

填写《数据删除确认单》。

（1）删除原因　用户申请注销账户。

（2）处理措施　①主数据库：划掉用户信息并注明"已删除"，签字确认。②备份文件：在封面标注"含×××用户数据，已申请删除，保留 30 天待查"。

### 步骤五：合规自查与监管应答（纸质台账审查）

#### 1. 内部合规台账建立

学生自主设计《数据处理活动记录台账》，包含：处理日期、数据类型、合法性基础；存储位置、负责人、检查状态。并以模拟数据为例（如"2024.5.1 处理处方照片"），填写

《数据处理活动记录台账》（表4-4）。

表4-4　数据处理活动记录台账（示例）

| 处理日期 | 数据类型 | 处理目的 | 合法性基础 | 存储位置 | 负责人 | 检查状态 |
|---|---|---|---|---|---|---|
| 2024.5.1 | 处方照片 | 用药指导 | 明确同意 | 纸质档案柜B-12 | 张某 | 合规 |

**2.** 模拟监管审查应答

（1）教师扮演GDPR监管员，提出问题。如"为何处方照片同时存储纸质版和电子版"？

（2）学生根据相关法规，手写应答书并附法律依据。如"EU GMP附录11（计算机化系统）：规定应定期备份数据，并在验证时检查备份的完整性和可恢复性（第7.2条），因此纸质版作为电子系统故障时的备份，符合'安全措施'要求，且纸质文件存放于带锁档案柜，仅限授权药师访问"。

## 四、思考题

1. 若用户提交的《数据更正申请表》未手写签名，企业能否拒绝处理？结合GDPR和APPI分析。

2. 当日本D公司需向欧盟传输未成年人处方数据时，除APPI外还需满足哪些欧盟要求？如何通过纸质文档证明合规？

书网融合……

思考题参考答案　　　　微课　　　　　本章小结　　　　　习题

# 第五章　电子商务应用系统

PPT

## 实验一　关于电子商务应用交易平台的设计与建设　📱微课

本实验是关于电子商务交易平台需求分析与架构设计。

### 一、实验目的

（1）通过本实验学习，掌握电子商务交易平台建设的基本思路和流程，包括分析客户群体情况、确定网站功能等内容，熟悉电子商务交易平台涵盖的主要功能模块及其关联，了解电子商务平台架构设计对后续平台使用的影响与重要性。

（2）具备能够根据需求设计出合理的电子商务交易平台架构与设计思路的能力，能够具备解决问题与独立思考电商业务场景的分析能力。

（3）养成严谨务实的工作态度，以及在实践中培养创新意识与责任意识。

### 二、实验原理

#### （一）电子商务应用系统的交易（服务）平台建设

搭建一个功能相对完善的电子商务交易平台，需要在建设初期明确电子商务平台的架构、功能模块设计、技术实现及运营管理等内容，大致可涵盖以下的八类模块：

（1）分析客户群及其消费习惯。

（2）网站域名注册和 IP 地址申请。

（3）确定服务器解决方案。

（4）确定网站的硬件平台。

（5）确定网站的软件平台。

（6）网站总体功能设计。

（7）应用系统设计。

（8）商务网页设计。

其中分析客户群及其消费习惯，对网上客户的了解是电子商务网站成功的重要因素，了解 internet 用户类型、internet 用户特点、internet 用户专业水平以及用户行为分析等。例如，依据不同用户需求，部分用户在购物过程倾向于寻求性价比高的商品，一些用户则更侧重追求品质和物流便利；对于技术操作熟练的用户倾向于使用交互性高、界面功能高级的网站；而对于不太熟悉互联网的用户，则需要提供更直观、更易于使用的界面。通过这些方法，电子商务网站可以更准确地理解目标人群在市场的定位，并制定有效的策略来吸引和保留用户。

#### （二）关于电子商务网站软硬件平台的选择

硬件是整个电子商务网站正常运行的基础，这个基础的稳定可靠与否，直接关系着网站的访问率以及网站的扩展、维护和更新等问题。硬件平台包括网络服务器、应用终端（或工作站）以及用于联系网络服务器和终端的交换机、路由器、集线器等设备和其他保障网站营销功能的设备。服务器用于存储网站的各种数据和资源，如网页文件、图片、音频等静态资源，以及数据库中的动态数据，如用户信息、产品数据、订单记录等。这些数据是网站正常运行和提供服务的基础，服务器需要对这些数据进行有效的存储、组织和管理，以确保数据的安全性和完整性。通常情况下，网站内部的终端设备至少要有以下几种：输入终端、管理监控终端、开发测试终端、营销功能扩展终端。输入终端常用于基础的数据录入工作，要求较低；管理监控终端，用于对现有网站的运行情况进行监测，并以保障数据和信息安全为目的调整网站的运行状态；开发测试终端主要应用于网站功能和界面风格以及网站应用程序的更新，并对其进行检测；营销功能扩展终端，就是面向市场营销的信息需求，从在网站日常运行过程中获取数据（如客户需求信息、市场细分信息、客户个体资料等），这要求具有相应的数据分析系统。所有这些硬件可以依据各自用途的差异，而采用档次及配置不同的计算机来实现。网络连接设备主要用于网站局域网建设以及网站与 internet 连接。网络访问速度的快慢，以及性能的优劣，很大程度上与网络设备有关。网络连接设备中的关键设备包括路由器、交换机和安全设备。

电子商务网站的软件主要包括操作系统、服务器软件、数据库软件等，目前比较流行的用于电子商务网站的操作系统主要有 UNIX、类 UNIX 和 Windows Server 服务器版。诸如 Netscape Fastrack Server、Server Manager 、Microsoft Internet Information Server 等多为面向 Windows 的服务器软件，Apache HTTP Server、Nginx 为面向 UNIX 的服务器软件。数据库软件用于存储、管理网站的数据，存储用户信息、产品信息、订单信息等关键数据。常见的数据库软件有 MySQL、Oracle、SQL Server 等。例如，MySQL 是一种开源的关系型数据库管理系统，它具有性能好、易用性高、成本低等优点，在中小型电子商务网站中得到了广泛应用。它能够通过结构化查询语言（SQL）对数据进行高效的存储、查询、更新和删除操作。通过合理的数据库设计和优化，可以提高网站的数据读写效率，确保网站在高并发访问情况下也能快速响应用户的请求，保证购物过程的流畅性。

当然，除了这三部分软件，电子商务网站可能还会用到其他软件，如用于网站安全防护的软件（如防火墙软件、入侵检测软件等），用于数据分析的软件（如数据挖掘工具等），以及用于网站内容管理的软件等，以保障网站的正常运行、安全和业务拓展。

### （三）关于医药电子商务网站的总体功能设计

医药电子商务的网站设计需要从其功能和网站定位出发，一般涉及网上前台客户端系统、后台管理端系统、网络营销系统、网上银行支付系统、CA 认证系统、物流配送系统等六个部分。前台客户端系统的功能主要有展示企业形象，实现网上产品销售，其中包括客户服务部分，例如网上投票、网上留言、药品查询、新用户注册、用户信息修改及网上商场等；后台管理端系统的功能主要有管理员登录、用户管理、订单管理、合同管理、广告管理、商城栏目管理、药品管理、库存管理和客户管理；网络营销系统作为电子商务的核心，主要负责患者登记、药品信息发布、接受患者的订单，组织货源进行销售，在销售完成后进行配送中心的付款结算，配送中心为医药公司或药房进行统一的库存管理，也向患者送货，保证药品安全送达患者手中；网上银行支付系统的功能主要有个人银行服务、企业银行服务、财经动态、B2B 商城、B2C 商城、证书中心、交易记录和报告等，这些功能共同构成了电子商务网站中支付系统的核心部分，确保了交易的顺利进行和用户资金的安全；CA 认证系统的功能主要包括证书发放、证书更新、证书查询、证书作废、证书存档等；物流配送系统通过市场调查，与营销中心一道合理安排货源。整个商务过程中的支付由患者将款项直接交到配送人员手中或通过由患者和医药公司或药房的开户银行共同完成。医药公司或药房定期将款项支付给营销中心，通过支付密码技术和双方签订的供货合同来保障交易的安全。配送中心和各级经销商的物流部分由 SCM 系统完成。制药公司是产品生产基地，其物流和信息流部分由 ERP 系统管理。

### （四）关于电子商务交易平台的应用系统设计

应用系统平台由应用基础层、应用层和用户界面层构成。系统平台指系统软件平台，提供保证电子商务系统高效运行的搜索引擎、信用引擎、传输服务、队列服务、日志服务和安全认证；应用基础平台分为网上协作基础应用、网上商务基础应用、内容管理应用和网上客户沟通应用。客户沟通是电子商务的基本功能，通过吸引客户、同客户面对面沟通，从而留住老客户发展新客户，同时企业从中盈利。网上协作基础应用提供了 ERP Ⅱ（enterprise resource planning Ⅱ）内部应用接口和外部应用接口，内部接口使电子商务系统和 ERP Ⅱ内部各个系统（如 CRM、ERP、SCM、财务系统、HR 等）之间在流程上平滑连接、协同工作。

应用层为医药行业电子商务系统的应用功能，主要分为基础信息管理系统、网上订货管理系统、结算管理系统、增值服务管理系统、医药健康信息发布交流平台，以及企业文化宣传平台；在用户端，通过网页、多媒体展示提供用户个性化视图。用户通过服务目录、功能目录按照权限享受相关内容服务。

## 三、实验步骤

### 步骤一：制订方向，确定搭建思路

**1. 开展数据收集与数据分析**　通过网络调查、问卷调研、竞品网站分析等方式收集目标客户的基本信息、购药习惯、消费偏好等数据，分析客户群体的消费习惯。

**2. 根据分析结果撰写客户群体分析报告**　总结客户的需求特点和消费趋势，为网站的功能设计和营销策略制定提供依据。

### 步骤二：网站域名注册和 IP 地址申请

根据网站的定位和品牌形象，选择简洁、易记的关联域名，并进行域名注册与 IP 地址申请的流程学习。

### 步骤三：确定服务器解决方案

根据网站的预期发展流量、数据存储、性能要求等因素，分析对服务器的需求，包括硬件配置、存储容量、带宽等，并根据需求分析选择最适合的服务器解决方案。

### 步骤四：确定网站的硬件与软件平台

根据网站的功能需求和服务器解决方案，确定网站所需的硬件设备，如服务器、路由器、交换机、存储设备等。

根据服务器硬件平台和网站需求，选择合适的操作系统，开展软件安装预配置，在服务器上安装选定的操作系统、服务器软件、数据库软件等，并进行相应的配置和优化，确保软件平台能够稳定运行。

### 步骤五：开展网站建设的总体功能设计研究

根据客户群体分析和平台设计特点，规划网站的主要功能模块以及每个模块所拥有的具体需求和功能说明等。

### 步骤六：应用系统设计与商务网页设计情况

开展相关用户界面层、应用层等应用程序及交互功能的设计。

依据主题，对网页布局规划、页面内容等进行设计与制作。

### 步骤七：实验总结与报告撰写

对实验过程进行总结与分析，撰写实验报告，包括实验目的、实验步骤、实验结果、实验总结等内容（可分小组进行）。

## 四、思考题

对于一个小型医药电子商务网站，在确定服务器解决方案时，如何权衡考虑呢？

# 实验二 商务网页设计与营销效果优化

本实验是关于商务网页的设计掌握与优化效果比对。

## 一、实验目的

（1）通过本实验学习，掌握商务网页设计的基本内容，熟悉购物网站的设计流程，了解影响电子商务网页功效的因素。

（2）具备分析网页设计的成功案例并应用到实际设计中的能力，具备优化网页设计和应用营销技术的能力。

（3）提高对网页设计与商务网站建设的关注度，培养审美能力、创新思维和用户体验意识。

## 二、实验原理

### （一）商务网页的设计意义

电子商务是指通过电子数据的交换来完成某种与商务或服务相关的工作，它可以是各种形式、各种内容、各种目的、各种风格、各种程度的电子数据交换，其基础是以电子化的形式来处理和传输商务数据，包括文本、声音、视频、图像等数据类型，而这些形式和内容最终都体现在商务网页上。网页作为企业与客户沟通的数字门户，承担着传递产品信息和服务的核心角色。一个精心构建的网页对于塑造企业形象、提升用户体验以及促进商务成效具有决定性的影响。因此，网页设计的成功与否直接关系到企业在激烈的市场竞争中的立足点和发展前途。

### （二）网页设计流程

关于网页的设计流程，可以从以下六点开展设计。

（1）影响电子商务网页功效的因素。

（2）商务网页的营销技术构成。

（3）商务网页设计的基本内容。

（4）购物网站信息发布与管理。

（5）购物网站购物车模块设计。

（6）购物网站后台管理模块设计。

其中，在影响电子商务网页功效的因素中可以从目标是否明确、主题是否鲜明、版式设计、集成性以及功能设计是否切合实际等方面进行考量。在商务网页的营销技术构成方面，如果结合各企业的具体情况和涉及企业的具体内容，完全从实现营销功能的技术角度来看，任何一个企业的商务网站都有若干的技术部件。作为企业的商务站点，这些技术部件设置的目的只有一个，那就是为市场服务。常用商务网站的技术构成部件，就是在内部与外部网络环境（包括硬件网络、系统平台、安全控制机制以及应用开发工具）的基础上，为实现与访问者信息获取、传播和存储而设计的访问计数器、意见反馈单或各类商务单证、动画及广告模式、商贸业务及相关热门话题论坛、导航器及搜索引擎、菜单以及数据库等。

### （三）关于网页设计的基本内容

在当今数字化浪潮中，网页已成为企业开展电子商务活动的关键界面，是连接企业与客户的桥梁。

它不仅是企业展示自身形象和产品的窗口，更是实现各种网上商务功能的核心平台。因此，精心设计网页，确保其能够充分满足企业电子商务的需求，对于企业的成功至关重要。一个完善的电子商务网站主要由内容构件和形象构件两大部分构成。内容构件包含主页、服务和产品清单、要闻快讯、活动日程表、产品内容等信息；形象构件可以设计字体、主题图片、背景效果、导航等关联信息内容。

内容构件是网站的核心，它承载着企业向客户传递关键信息的使命。主页作为网站的门面，是用户进入网站后首先看到的页面。因此，主页设计应简洁大方、重点突出，清晰展示网站的定位和主要功能，引导用户快速了解企业并找到他们感兴趣的内容。例如，一家电商企业可以在主页上展示热门产品推荐、限时促销活动以及企业的核心优势等信息，以吸引用户的注意力并激发他们的浏览兴趣。服务和产品清单是电子商务网站的另一重要组成部分。对于企业来说，全面且详细地展示所提供的服务和产品是吸引客户、促进销售的关键。在这个部分，企业应按照一定的逻辑和分类方式，清晰地列出各项服务或产品的名称、简介、图片等基本信息，方便用户快速浏览和查找。同时，为了提升用户体验，还可以提供搜索功能和筛选选项，使用户能够根据自己的需求精准定位到感兴趣的服务或产品。例如，一家服装电商企业可以按照性别、季节、风格等维度对服装进行分类展示，让用户能够轻松找到符合自己需求的服装款式。

### （四）关于购物网站信息发布与管理、购物车模块设计以及后台管理模块设计的简述

商品信息的发布是企业进行网络营销的重要手段，如何将自己的商品推广出去，得到顾客的认可，是关系到企业生存和发展的关键问题，信息发布包含诸如产品分类展示、营销信息发布、商品信息编辑等内容，并同步需要对以上信息进行实时管理。购物车是电子商务网站与用户交互的重要模块，购物网站要完成购买转化率，除了要有丰富、适合消费者需求的产品外。对于购物车的设计也要做到操作简便、流程清晰、付款方便等特点。它的主要作用是临时存放用户的购物信息，用户可以随时增加商品、修改数量、删除商品等操作。购物车设计得好与坏，直接决定了用户购买的积极性，对于网站转化率而言具有举足轻重的意义。电子商务网站后台首页是网站提供给管理员进行后台管理操作的界面。后台功能包括管理员对商品信息、站内公告信息、会员信息、订单信息和网站基本信息等进行管理。购物网站信息发布与管理、购物车模块设计以及后台管理模块设计是购物网站构建和运营中的关键环节。信息发布与管理确保网站内容的准确性和吸引力，购物车模块设计影响用户的购买便利性和转化率，后台管理模块设计则关乎网站的高效运营和数据安全。三者相互配合，共同提升购物网站的整体性能和用户体验。

## 三、实验步骤

### 步骤一：分析成功案例

各小组找到知名电商网站的成功案例，分析其页面布局（如头部的搜索栏和导航栏、主体部分的商品展示区、侧边栏的分类推荐等）、色彩搭配（主色调的选择以及搭配色的运用等）、字体选择（标题字体和正文字体的区别等）、图片使用等设计元素，以及这些元素如何提升用户体验和转化率。

开展分组讨论，记录这些成功案例的设计特征以及这些特征如何吸引用户注意力、提高可读性和增强用户体验。

### 步骤二：开展优化设计与分析

给定一个简单的商务网页原型（可以是一个已经设计好的但较为粗糙的网页），开展分析并根据分析结果，参照成功案例对给定的商务网页进行改版设计。

运用 HTML 或相关技术平台、展示软件等，开展分析与研究，对给定的商务网页原型进行调整与修改。

### 步骤三：开展测试评价反馈

各小组可以邀请其他小组的成员作为测试用户，让他们分别体验改版前后的页面，并针对测试对象做出几个维度的信息反馈收集。如视觉吸引力、操作易用性、信息获取效率等几类关键指标，让测试对象进行打分，评估设计的优化情况。

### 步骤四：对页面开展营销类设计

对网页中的销售产品进行营销元素的设计，如在页面显著位置展示优惠券信息，设置限时折扣倒计时等内容，并考虑如何突出页面的主题与销售内容，促进产品的热点谈论或者增加网页的关注度。

### 步骤五：实验总结与评价

每个小组展示优化后的网页设计和营销方式，包括页面布局的调整、新增的营销元素等。简要介绍在设计和优化过程中的思路，以及通过用户体验测试得到的反馈和改版前后的效果对比。

最后总结实验过程的体会和收获，加深商务网页设计在生活中的重要意义。

## 四、思考题

在商务网页设计中，色彩搭配对用户体验和营销效果有何影响？请举例说明应如何选择合适的色彩搭配方案。

书网融合……

思考题参考答案

微课

本章小结

习题

# 第六章 电子商务应用系统的相关技术

PPT

## 实验一 电子商务技术的简单加密实验 <img> 微课

本实验是基于字符偏移的电子商务简易加密实验。

### 一、实验目的

（1）通过本实验学习，掌握简单字符加密与解密的方法，明文、密文等概念与转换方式，熟悉电子商务加密中明文与密文的基本转换原理，了解加密技术在电子商务信息安全中的重要性。

（2）具备运用所学加密原理进行实际加密与解密操作的能力，具备观察加密效果、分析加密安全性以及提出改进建议的能力。

（3）提高解决实际电子商务信息安全问题的能力，强化保密意识和责任意识，培养创新思维和团队协作能力。

### 二、实验原理

#### （一）加密概念和原理

加密技术是为提高信息系统及数据的安全性和保密性，防止秘密数据被外部破译所采用的主要技术手段之一。加密的基本过程包括对明文（作为加密输入的原始信息）的原来可读信息进行翻译，译成称为密文（明文交换结果）或者密码的代码形式。该过程的逆过程称为解密，即将该编码信息转化为原来的形式的过程。

明文（消息）：需要被隐蔽的消息。

密文（密报）：利用密码将明文变换成另一种隐蔽的形式。

加密：就是把明文通过一定的算法变换为只有知道密钥的人才能看懂的密文再发送出去的变换过程。

解密：加密的逆过程，即由密文恢复出原明文的过程。

加密算法：对明文进行加密时所采用的一组规则。

密钥：加密和解密算法的操作通常都是在一组密钥的控制下进行的，分别称作加密密钥和解密密钥。

加密的两个重要元素：算法和密钥。一个加密算法是将普通文本或可以理解的信息与一串数字（密钥）相结合，产生不可理解的密文的步骤，即加密时的一组规则。一般来讲，密钥越长，就越难破译。实际上，随着超级计算机能力的不断增强，56位以下的加密算法已经被认为是不安全的了。

加密基于密钥有两个优点：①加密算法设计起来很困难，不可能与每一个不同的人通信都采用不同的加密算法，而通过使用密钥，就可以用一个算法与许多人通信，只要给不同的人不同的密钥即可。②如果发现有人破译了加密信息，只需更换一个新的密钥，而无需改用新的加密算法。

#### （二）字符偏移加密法

在电子商务领域，信息安全至关重要，加密技术是保障信息传输安全的核心手段。本次实验采用的简单字符偏移加密法，其原理基于字符的有序排列规律。具体而言，字符偏移加密法对明文中的每个字符按照预设的偏移量进行替换。对于字母字符，按照字母表顺序向后偏移指定的偏移量。例如，偏移量为 3 时，"A" 变 "D"，"B" 变 "E"，以此类推。当偏移至字母表末尾后，则从头开始继续偏移，如 "X" 偏移 3 位后变为 "A"。此加密法优势在于简单易行，易于理解和操作，适合初学者学习加密解密基本原理。然而，其局限性在于安全性相对较低。在偏移量较小时，攻击者容易通过暴力破解，尝试不同偏移量来破解密文；或者借助字符频率分析推测偏移量。例如，英文中 "E" 出现频率最高，若密文中某字符出现频率明显最高，攻击者可能据此推测该字符是 "E" 偏移后的结果，从而推算偏移量。

在实际电子商务加密中，常采用更高级的加密算法，如 AES、RSA 等。AES 采用对称加密，通过密钥进行加密解密，密钥长度可变，能提供高强度安全防护；RSA 属于非对称加密，利用公钥加密、私钥解密，广泛应用于网络数据传输加密。这些高级算法结合复杂数学运算与密钥管理机制，使加密信息难以被破解，有效保障电子商务交易过程中的用户信息、交易数据等安全，防止信息泄露和篡改，维护正常的电子商务秩序和用户权益。

### （三）对称加密技术

对称加密技术也称密钥系统，在对称加密技术中，对信息的加密和解密都使用相同的密钥，也就是说一把钥匙开一把锁，而且通信双方都必须获得这把钥匙，并保持钥匙的秘密。这种加密方法可简化加密处理过程，信息交换双方都不必彼此研究和交换专用的加密算法。如果在交换阶段私有密钥未曾泄露，那么机密性和报文完整性就可得以保证。对称加密技术也存在一些不足，最大的问题是密钥的分发和管理非常复杂、代价高昂。比如对于具有 $n$ 个用户的网络，需要 $[n(n-1)/2]$ 个密钥，在用户群不是很大的情况下，对称加密系统是有效的。但是对于大型网络，当用户群很大，分布很广时，密钥的分配和保存就成了大问题。对称加密算法另一个缺点是不能实现数字签名。对称密码系统的安全性依赖于以下两个因素：第一，加密算法必须是足够强的，仅仅基于密文本身去解密信息在实践上是不可能的；第二，加密方法的安全性依赖于密钥的秘密性，而不是算法的秘密性，因此，无须确保算法的秘密性，而需要保证密钥的秘密性。对称加密系统的算法实现速度极快，从 AES 候选算法的测试结果看，软件实现的速度都达到了每秒数兆或数十兆比特。对称密码系统的这些特点使其有着广泛的应用。因为算法不需要保密，所以制造商可以开发出低成本的芯片以实现数据加密。这些芯片有着广泛的应用，适合于大规模生产。

对称加密系统最著名的是美国数据加密标准 DES（data encryption standard，数据加密标准）、AES（advanced encryption standard，高级加密标准）和欧洲数据加密标准 IDEA。1977 年美国国家标准局正式公布实施了美国的数据加密标准 DES，公开它的加密算法，并批准用于非机密单位和商业上的保密通信。随后 DES 成为全世界使用最广泛的加密标准。加密与解密的密钥和流程是完全相同的，区别仅仅是加密与解密使用的子密钥序列的施加顺序刚好相反。但是，经过 20 多年的使用，已经发现 DES 很多不足之处，对 DES 的破解方法也日趋有效。AES 将会替代 DES 成为新一代加密标准。

### （四）非对称加密技术

非对称加密法又称公钥加密系统。在非对称加密体系中，密钥被分解为一对（即公开密钥和私有密钥）。这对密钥中任何一把都可以作为公开密钥（加密密钥）通过非保密方式向他人公开，而另一把作为私有密钥（解密密钥）加以保存。公开密钥用于加密，私有密钥用于解密，私有密钥只能有生成密钥的交换方掌握，公开密钥可广泛公布，但它只对应于生成密钥的交换方。非对称加密方式可以使通信双方无须事先交换密钥就可以建立安全通信，广泛应用于身份认证、数字签名等信息交换领域。非对称加密体系一般是建立在某些已知的数学难题之上，是计算机复杂性理论发展的必然结果。

公开密钥加密系统采用的加密钥匙（公钥）和解密钥匙（私钥）是不同的。由于加密钥匙是公开的，密钥的分配和管理就很简单，比如对于具有 $n$ 个用户的网络，仅需要 $2n$ 个密钥。公开密钥加密系统还能够很容易地实现数字签名，因此最适合于电子商务应用需要。在实际应用中，公开密钥加密系统并没有完全取代对称密钥加密系统，这是因为公开密钥加密系统是基于尖端的数学难题，计算非常复杂，它的安全性更高，但它实现速度却远赶不上对称密钥加密系统。在实际应用中可利用二者的各自优点，采用对称加密系统加密文件，采用公开密钥加密系统加密"加密文件"的密钥（会话密钥），这就是混合加密系统，它较好地解决了运算速度问题和密钥分配管理问题。因此，公钥密码体制通常被用来加密关键性的、核心的机密数据，而对称密码体制通常被用来加密大量的数据。

### 三、实验步骤

#### 步骤一：开展明文与密文转换方案

（1）选择一段简单的电子商务信息作为明文，例如，"Buy 2 books, pay ＄19.98！"

（2）确定明文的偏移量，例如偏移量为 3 并确保加密和解密双方都知晓该偏移量，并保持偏移量前后大小写字母一致。

#### 步骤二：加密过程

（1）处理明文中的每个字母字符，例如，B 字母表中第 2 个字母（从 0 开始计数为第 1 个），向后偏移 3 位，在字母表中为 E（从 0 开始计数为第 4 个）。u 字母表中第 21 个字母（从 0 开始计数为第 20 个），向后偏移 3 位，在字母表中为 x（从 0 开始计数为第 23 个）。y 字母表中第 25 个字母（从 0 开始计数为第 24 个），向后偏移 3 位，超出字母表长度（26 个字母）。因此，从字母表开头继续计算，得到 b（从 0 开始计数为第 1 个），后续内容依次加密转换。

（2）非字母字符处理，数字 2、标点符号（逗号）、空格、美元符号（＄）、小数点和感叹号保持不变。

（3）加密后的密文：Exb 2 errnv, sdb ＄19.98！

#### 步骤三：开展解密过程

（1）处理密文中的每个字母字符，例如，E 字母表中第 5 个字母（从 0 开始计数为第 4 个），向前偏移 3 位，在字母表中为 B（从 0 开始计数为第 1 个）。x 字母表中第 24 个字母（从 0 开始计数为第 23 个），向前偏移 3 位，在字母表中为 u（从 0 开始计数为第 20 个）。e 向前偏移 3 位变为 b。后续内容同上转换。

（2）非字母字符处理，数字 2、标点符号（逗号）、空格、美元符号（＄）、小数点和感叹号保持不变。

（3）解密后的明文：Buy 2 books, pay ＄19.98！

### 四、思考题

1. 该实验中的加密方法是否安全？在什么情况下容易被破解？
2. 请思考如何提高该加密方法的安全性？

## 实验二　数字证书的原理与应用实验设计

本实验是关于数字证书的简单模拟生成与验证。

## 一、实验目的

（1）通过本实验学习，掌握数字证书的生成原理以及 CA 如何审核和颁发数字证书的过程，熟悉数字证书的基本概念及其在网络安全中的作用，了解加数字证书的验证流程，明确各参与方在验证过程中的角色和操作，以及如何通过 CA 的公钥验证证书的签名来确保证书的可信性。

（2）具备运用所学的数字证书相关知识模拟进行数字证书的生成操作的能力，具备对数字证书验证的能力，理解 CA 生成数字证书的过程和方法。

（3）培养在进行网络活动时注重身份认证和数据安全的良好习惯，认识数字证书在保障网络通信安全中的重要性，培养理论联系实际和动手实践能力。

## 二、实验原理

### （一）认证机构的定义

在整个电子商务交易过程中，包括电子支付过程中，认证中心或认证机构都有着不可替代的地位和作用。电子合同的订立是在虚拟的网络空间完成的，交易双方互不谋面，其信用只能依靠密码的辨认或认证，因此对电子合同的法律保护，除完善立法外，还需设立和健全相应的安全认证机构，才能切实地保障交易的安全。近年来，数字认证机构已广泛地活跃在电子商务领域，认证中心扮演着一个买卖双方签约、履约的监督管理的角色，买卖双方有义务接受认证中心的监督管理，在对电子合同的法律保护方面扮演着十分重要的角色。联合国贸法会在《电子签名统一规则（草案）》中，曾对认证机构（certificate authority，CA）做了一个较全面的界定：认证机构（或称为认证中心）是指从事颁发为数字签名的目的而使用的加密密钥相关的（身份）证书的任何人或实体。

在法律上，CA 的角色被认定为是值得信赖的、公正的第三人，相当于传统合同关系中的公证机构。在法律上取得合法地位的 CA 为电子合同的订立提供十分重要的信用证明，它具有中立性、公共性和权威性的显著特点。CA 是任何一个要发展电子商务的国家首先要考虑进行其法律地位认可的规范其行为的交易服务机构，往往带有半官方的性质。

在网络交易的撮合过程中，CA 是提供身份验证的第三方机构，由一个或多个用户信任的、具有权威性质的组织实体，为用户颁发身份证书，用以标识其在电子商务交易中的身份，运用证书实现签名、加解密功能，使电子合同等数据电文符合诉讼对证据的要求，获得法律的认可。CA 的功能就是通过证明钥匙持有者的身份，以确认电子交易过程中所用数据签名的真实性与合法性，CA 确保认证证书的可靠性并达到法律要求的安全性标准。CA 不仅要对进行网络交易的买卖双方负责，还要对整个电子商务的交易秩序负责。

### （二）数字证书的生成与验证实验原理解析

本次实验围绕数字证书的生成与验证展开，核心原理基于公钥基础设施（PKI）体系中的非对称加密技术。数字证书由权威的证书颁发机构（CA）签发，其本质是一份包含用户身份信息、公钥以及 CA 签名等关键要素的电子文档。CA 作为可信赖的第三方实体，承担着对证书持有者身份审核与证书签发的职责，其签名过程运用了私钥加密、公钥解密的非对称加密机制。

在数字证书的生成环节，用户首先利用相关工具生成一对密钥，其中公钥用于加密或验证签名，可对外公开；私钥则必须严格保密，用于数据解密或生成签名。用户将自身身份信息与公钥整合成证书签名请求（CSR），并利用私钥对 CSR 内容进行签名。CA 收到 CSR 后，先是验证签名的真实性，确保请求来自合法用户，随后对用户身份进行全面审核。审核通过后，CA 依据既定的证书格式规范，将用户身份信息、公钥等要素整合，并使用自身私钥对整个证书内容进行数字签名，最终生成数字证书发放给用户。

当其他用户需要验证该数字证书时，只需利用 CA 的公钥对证书中的 CA 签名部分进行解密操作。若解密后的信息与证书其他公开内容的哈希值相匹配，则表明证书未被篡改，且由可信的 CA 颁发，从而认可证书持有者的合法身份及其公钥的可信度。这一过程巧妙运用了非对称加密算法的特性，确保了网络通信中身份认证的准确性和数据传输的安全性，为后续的安全通信交互建立起坚实的信任基础。

## 三、实验步骤

### 步骤一：明确数字证书概念和相关原理

假设 Alice 和 Bob 是两个要进行安全通信的用户，CA 是权威的证书颁发机构。就像在现实生活中用身份证证明身份一样，在网络中数字证书可以证明 Alice 和 Bob 的身份。

### 步骤二：模拟数字证书的生成

**1. 假设 Alice 生成密钥对**　Alice 使用工具生成一对密钥，假设公钥为"PK_ Alice"，私钥为"SK_ Alice"。

**2. Alice 创建证书签名请求（CSR）**　Alice 收集身份信息（姓名、组织等）和公钥"PK_ Alice"，整理成 CSR。例如：身份信息为姓名 Alice，组织 ××公司。公钥：PK_ Alice。CSR 内容可表示为"Alice, XX 公司, PK_ Alice"。Alice 用私钥"SK_ Alice"对 CSR 内容签名，签名记为"Sign_ Alice_ CSR"。

**3. CA 审核 Alice 的 CSR**　CA 收到 CSR 后，检查格式，用 Alice 的公钥"PK_ Alice"验证签名，若验证通过且身份审核无误，则为 Alice 生成数字证书。

**4. CA 生成数字证书**　CA 准备证书内容，包括版本号（v3）、序列号（12345）、签名算法（如 RSA）、颁发者（CA 名称）、有效期（2025 – 01 – 01 至 2025 – 12 – 31）、主体（Alice 身份信息）、公钥（PK_ Alice）。CA 用自己的私钥"SK_ CA"对证书内容签名，签名记为"Sign_ CA"，形成完整数字证书发给 Alice。

### 步骤三：模拟数字证书的验证

**Bob 获取 CA 的公钥**　Bob 提前获取 CA 的公钥"PK_ CA"。Alice 发送数字证书给 Bob：Alice 将数字证书发送给 Bob，证书内容包括上述信息及"Sign_ CA"。Bob 验证数字证书的签名：Bob 收到证书，提取"Sign_ CA"，用 CA 的公钥"PK_ CA"验证签名。若验证通过，说明证书可信，否则证书不可信。

### 步骤四：操作解释

**1. Alice 生成密钥对**　Alice 使用工具生成一对密钥，假设公钥为"PK_ Alice =123"，私钥为"SK_ Alice =456"。好比 Alice 有一把锁（公钥）和一把钥匙（私钥），她把锁分发出去，让别人可以用锁来锁东西，只有她自己有钥匙可以打开。

**2. Alice 创建 CSR**　Alice 收集身份信息（姓名 Alice，组织 XX 公司）和公钥"PK_ Alice =123"，整理成 CSR，内容为"Alice, XX 公司, PK_ Alice =123"。Alice 用私钥 456 对其签名，签名结果记为"Sign_ Alice_ CSR =789"，这就好比 Alice 在自己的申请书上盖上了只有她自己能盖的章，证明这是她本人的申请。

**3. CA 审核**　CA 收到 CSR，用 Alice 公钥 123 验证签名 789，验证通过且身份审核无误。这一步相当于 CA 收到 Alice 的申请后，先检查申请书上的章是否是 Alice 的，然后核实 Alice 的身份信息是否真实。

**4. CA 生成证书**　CA 准备证书内容，包括版本号 v3、序列号 12345、签名算法 RSA、颁发者 CA 名称、有效期 2025 – 01 – 01 至 2025 – 12 – 31、主体 Alice（XX 公司）、公钥 PK_ Alice ＝ 123。CA 用自己的私钥"SK_ CA ＝ 987"对证书内容签名，签名结果"Sign_ CA ＝654"，生成数字证书发给 Alice。好比 CA 给 Alice 制作了一个身份证，上面有 Alice 的信息和 CA 的盖章（Sign_ CA ＝654）证明这个身份证是 CA 发的，是可信的。

### 步骤五：实验总结

对实验过程进行总结与分析，进一步理解上述流程。

## 四、思考题

1. 该实验中如果 Bob 没有正确获取 CA 的公钥，会对数字证书的验证产生什么影响？
2. 请思考数字证书的有效期有什么意义？

---

书网融合……

思考题参考答案　　　　微课　　　　本章小结　　　　习题

# 第七章 医药电子商务模式下的医药商品流通体系

PPT

## 实验一 医药电子商务背景下的我国医药商品流通模式分析

### 一、实验目的

（1）通过本实验学习，掌握电子商务模式下的现代医药商品流通体系及其特点。

（2）具备在相关工作岗位上运用专业知识解决药品流通工作相关问题的能力。

（3）树立按照国家有关法律规范的要求和医药电子商务模式的发展趋势从事药品流通相关工作的观念。

### 二、实验原理

推进医药流通体制改革，就是要减少流通环节，降低流通成本，重新构建一个新型的医药商品流通体系，做大做强医药产业。因此，基于医药电子商务的开展，构建理想化的医药商品流通体系，将商流、信息流、资金流和物流有机地融合在一个医药电子商务交易平台，是非常有必要的。

随着互联网大健康产业的发展和"健康中国 2030"战略的推进，医药电商迎来发展机遇，展现出惊人的增长势头。技术进步和市场环境优化推动着医药电商成为医药行业的重要渠道。同时，药品网络销售受到国家严格监管以确保药品质量和安全，国家在政策层面对医药电商行业给予了高度的关注和重视，通过发布规划、加强监管、推动"互联网+医疗健康"发展等方式，不断推进医药电商行业的健康发展，以满足人民群众日益增长的医疗健康需求。

目前国内外医药电子商务主要分为三种商业模式，分别是 B2B（business – to – business）、B2C（business – to – consumer）、O2O（online – to – offline）。其中，医药电子商务的 B2B 模式主要是指医药生产或经营企业通过互联网平台进行医药产品及医疗器械的批发销售或采购。这种模式的优点在于方便快捷，可以降低交易成本和采购成本，提高交易效率。为便于理解，以下将以"药师帮"为例进行讲解，仅做为学习参考。

药师帮是一家中国院外数字化医药产业服务平台，其价值主张是以用户为中心，通过优化药品供应链、减少中间环节、精准匹配供需，并利用数字化技术为上下游提供智能化解决方案，从而为用户创造更大价值。药师帮的业务模式主要是 B2B 模式，近年也在原有的平台业务上增加了自营业务。药师帮的主要业务领域是医药流通领域，专注于为药企、药品分销商、药店及基层医疗机构提供数字化解决方案，努力以安全高效的方式将医药健康产品及服务带给下游，聚焦于提升院外市场药品流通的效率。截至 2022 年 6 月，药师帮平台拥有上游 5400 多家供应链，与 500 多家药企开展合作，实现了几乎全品类的药品供给，极大改善和提升了院外基层药店诊所药品供给的丰富度及可及性。药师帮为全国 33.3 万家零售药店（约占全国零售药店数量的 50%）以及 15.1 万家诊所、卫生室等第三终端提供服务，成为全国活跃用户规模领先的平台。

在仓储物流方面，药师帮覆盖全国的超过 20 个战略中心仓，打造高效合规的供应链。战略中心仓直接承接药企或厂商，为药企在全国的配送服务提供高效解决方案，再有战略中心仓就近覆盖高校配送至终端用户。同时构建了一套数字化智能供应链管理系统，该系统包括用于智慧采购的 Galaxy +，用于仓库工作流程管理及数据分析的 Xentrum，用于自动交付解决方案优化的 IntelNex 及用于实销实结的营运资金管理系统。药师帮的仓储系统由算法和药师帮于平台业务和自营业务交易积累的洞见集中管理和赋能，简化流程并提高整体效率。截至 2023 年底，药师帮已经构建由 21 个城市的 22 战略中心仓组成的自营仓智慧供应链体系，开创了主仓与分仓相结合的仓储布局，实现了更广泛的自营业务覆盖，并显著提升了物流与配送服务的效率。自营业务平均可在 3 小时内完成出库，存货周转天数为 30 天，优于行业平均水平。

为确保药品安全，药师帮采用了一系列科学且系统的管理策略和技术手段。在供应商管理上，药师帮运用精细化的供应链管理方法，确保与合规、专业的供应商建立稳固的合作关系。在药品质量控制方面，遵循严格的药品质量标准和检测流程，确保药品的有效性和安全性。同时，药师帮引入先进的药品追溯系统，运用信息化手段实现药品全流程的追溯与监控，从而确保药品来源的合法性和流向的透明度。在储存和运输环节，药师帮运用现代物流管理技术和标准，确保药品在流通过程中的稳定性和可控性。此外，他们还重视药品知识的普及与培训，通过专业的药师团队提供咨询和指导，提升公众对药品安全的认识和用药的规范性。

### 三、实验步骤

本实验采取小组讨论的形式，通过理论知识的学习、阅读背景材料，分组讨论以下问题。
（1）当前国内外医药电子商务的主要模式及其特点。
（2）我国医药商品流通模式的发展状况和趋势。
（3）医药电子商务 B2B 模式的主要竞争优势和保障措施。
（4）医药电子商务在促进医药商品流通、保障药品供应和保护公众健康中，如何发挥作用。

### 四、思考题

从医药行业供应链角度分析，医药商品从生产到消费需要经历哪些环节？

# 实验二 我国医药商品流通态势分析 ⓔ 微课

## 一、实验目的

（1）通过本实验学习，掌握我国医药商品流通的现状、发展趋势和难点问题。
（2）具备运用专业知识分析医药商品流通模式相关问题的能力。
（3）树立做好医药商品流通、保护和促进公众健康的理念。

## 二、实验原理

### （一）背景材料一——《"十四五"药品流通格局分析》

作为连接药品生产与终端消费的核心纽带，医药流通行业的发展备受关注。数据显示，"十四五"期间，我国药品流通市场规模持续扩大，年销售额保持稳定增长，从 2020 年的 24149 亿元增长至 2024 年的 29470 亿元左右，2020—2024 年销售额复合增速 5.6%。但受宏观经济和政策叠加影响，药品流通行业增速放缓。2024 年扣除不可比因素后同比增长 0.6%，较 2021 年 8.5% 的增速下降 7.9 个百分点，为近 15 年最低。

专家预测,"十五五"时期,医药行业将在宏观政治经济形势变化、政策调整、市场竞争和技术创新的多重影响下加速变革,利润空间进一步缩小,加速优胜劣汰,缓慢进入平稳发展期。企业要加快产业结构调整,优化业务模式,确保医药供应链安全。我国医药流通行业规模在"十五五"期间有望实现平稳增长,行业集中度和专业服务能力将得到显著提升。从经济发展层面来看,我国老龄化程度的加深、城镇化进程的加快以及乡村振兴战略的全面推进,为医药流通行业的发展提供了坚实基础。随着一揽子支持政策落地显效,国内经济呈现出回升向好的态势,医药行业也将从中获得发展机遇。

新一代数字技术的迭代发展为行业转型升级创造了有利条件,推动医药流通行业的数字化转型。国家对科技创新和产业创新融合发展的大力推进,以及"人工智能+"为代表的创新技术和产品,正在推动生产方式的变革。可以说,在政策倒逼与技术创新驱动下,行业正从"流通效率竞争"转向"健康生态构建"。

此外,在数智技术与大健康产业深度融合的当下,医药流通领域与制药工业企业的关系正经历从线性交易到立体协同的变化。有专家指出,数字化、高端化、端到端将成为行业发展的新主题。其中,端到端的模式是指从输入原始数据到输出最终结果的完整流程,能够实现从业务需求的提出到最终交付的无缝对接。这种模式将推动企业逐渐具备平台化属性和流量分发能力,从而更高效地整合资源、提升运营效率和增强市场竞争力。

值得关注的是,国药控股、上海医药、华润医药、九州通、重药控股、广州医药等企业全面推进产业数字化和治理智能化,为行业发展树立榜样。医药流通企业正从传统的"搬运工"角色转型为全生态链的合作伙伴。为了实现这一目标,企业需要借助数字化管理工具,提升运营效率和服务质量。

### (二)背景材料二——《构建医药流通领域全国统一大市场》

2022年,《中共中央 国务院关于加快建设全国统一大市场的意见》正式发布,为建设全国统一大市场做出重大部署。2025年1月,《关于全面深化药品医疗器械监管改革促进医药产业高质量发展的意见》(国办发〔2024〕53号)发布,明确提出要"加快构建药品医疗器械领域全国统一大市场"。这一决策要求是对加快建设全国统一大市场战略性决策的深化与细化,也是深化医药领域监管体制机制改革的重要举措。在医药商业流通领域,构建全国统一大市场一直是促进高质量发展的关键要点,加快建立医药流通全国统一大市场,对于深化医药流通监管政策改革是不可忽视的重要任务。

**1. 构建医药流通全国统一大市场的必要性**　当前我国医药产业面临"双循环"发展瓶颈。在国际循环层面,部分西方国家在医药技术领域对我国实行封锁和限制,对医药产业的负面影响逐渐显现,全球医药产业链重构加速,医药商务对外拓展存在诸多难以掌控的不确定变量;从国内环境来看,我国发展面临新的战略机遇和风险挑战,迫切需要构建以国内大循环为主体的"双循环"经济新发展格局。由于医药流通市场存在区域流通的不顺畅,医药资源跨区域配置存在较大障碍,进而抬高了医药产品流通成本,最终助推了药品价格的提升,影响着医药内需市场的扩容和产业高质量发展。

在医药产业高质量发展的战略目标下,建设医药流通全国统一大市场十分必要和紧迫:①有助于我国医药经济向高质量转型发展。医药经济高质量发展需要更高水准的流通市场条件来保障。实现医药流通全国统一大市场,医药资源、产品、资本、人力及数据的流通将更为简洁和高效,医药流通环节的商业成本将大幅下降,医药流通中的损耗和风险可以有效降低,优质医药流通企业可获得更大的发展空间,进而有助于医药产业做强做大,促进医药生产力的发展。②有助于实现医药资源的市场化配置,促进医药流通的均衡发展。在医药流通全国统一大市场背景下,市场对医药资源的配置力度将大幅提升,企业可以更加自由地整合医药流通资源，实现市场要素配置的合理化和经济效益的最大化，并降低医药流通环节的商业成本，各个地区可以因地制宜将比较优势发挥到最大。③有助于提升医药产品的可及性，满足不同公众群体对医药产品的现实需求。医药产品将可以在全国跨区域实现更便捷交换和更快速流通，满足临床实践对医药产品的各方面需求，尤其有助于提高临床急需药品和医疗器械的及时供给能力，同时也可以拓展对欠发达地区的医药产品供给，从而提高医药产品的可及性。④有助于推动医药流通企业向"强而精"转变，进一步增强企业的国际竞争力。建立医药流通全国统一大市场，有效解决重点领域和关键环节存在的"市场分割"现象，打通多年来存在的行业堵点，医药企业发展的区域障碍将会被进一步破除，有利于更多企业发挥规模经济效益和范围经济效益，促使企业从"大而广"向"强而精"转变。统一大市场的建设有助于更好地促进基于内循环的医药经济全球化的国家战略，提升医药产业竞争力和话语权，抵消因世界经济和医药市场的负面因素给医药经济带来的损失。在当前我国医药企业面临国际经济失序与国内市场壁垒"双重压力"的情况下，加快构建统一大市场，打通医药产品跨区域流动通道，推动形成"以国内大循环为主体、国内国际双循环相互促进的新发展格局"显得尤为必要和紧迫。

**2. 构建医药流通全国统一大市场的堵点分析**

（1）第三方物流　根据 GB/T 18354－2021 物流术语，第三方物流（third party logistics）主要指由独立于物流服务供需双方之外且以物流服务为主营业务的组织提供物流服务的模式。药品第三方物流企业应当独立于医药商业供需双方之外，且以物流（或药品物流）为主营业务。药品第三方物流企业不享有药品的物权，根据实际需要，将运输、储存、装卸、搬运、包装、配送、信息处理等基本功能实施有机结合，使药品从供应地向接受地进行实体流动，并获取相应的服务费用。药品第三方物流企业以其专业化和低成本的物流服务、高效协同的物流运营网络、高度信息化的物流追溯系统，依托企业物流专业功能和结构转型的强大动力，在市场配置资源力量的推动下，正在成为药品物流高质量发展和行业未来的大趋势。从国家宏观政策看，药品第三方物流的兴起和发展，符合"市场对资源配置起决定性作用"的要求，有利于药品生产要素实现更大程度的自由组合和顺畅流动，有助于推动现代药品物流产业的高质量发展。通过传统药品商业与第三方物流体系储运资源的有效整合和互补融合，发挥规模效应，优化重组药品物流资源，可有效提高行业医药物流运行效率，降低单位仓储、运输等成本，并科学优化采、销、存、运等供应链整体成本，降低药品供应链损耗。

为顺应药品物流业态变革和产业转型趋势，2005 年 4 月 19 日，《关于加强药品监督管理促进药品现代物流发展的意见》（国食药监市〔2005〕160 号）（以下简称 160 号文）发布，首次提出发展第三方药品物流，明确"允许有实力并具有现代物流基础设施及技术的企业为已持有许可证的药品企业开展第三方药品现代物流配送，第三方药品现代物流企业应在不同区域设有储运设施，能够为药品企业提供跨（区、市）的药品储存、配送服务。仓储、运输条件要优于《开办药品批发企业验收实施标准（试行）》中相关条件的要求"。同年，《关于贯彻执行＜关于加强药品监督管理促进药品现代物流发展的意见＞有关问题的通知（国食药监市〔2005〕318 号）》（以下简称 318 号文）发布，明确开展药品现代物流试点工作，对开展被委托药品储存、配送或第三方药品物流业务的试点企业采取行政"确认"形式允许其从事药品第三方物流业务；在严格有关条件的前提下，要求各省试点企业控制在 1～2 家。期间，有一批企业进入试点名单，拿到"确认件"。2016 年 2 月，国务院在清理行政许可事项工作中，由于318 号文以"确认件"的形式有违《中华人民共和国行政许可法》的规定，各省市对第三方药品物流业务的"确认件"形式的行政许可被取消。在"确认件"形式被取消后，如何对药品第三方物流进行管理的问题经过反复讨论，但并未形成国家层面的监管法律制度。全国大部分省市药品监管部门陆续以

《指南》《指导意见》《通告》或《通知》等规范性文件的形式出台了适用于本省的药品物流（或第三方物流）监管政策，以应对该领域的监管需求。在国家尚未制定全国统一的药品物流监管政策的前提下，各省市药品监督管理部门根据实际管理需求，对药品第三方物流实施了不同的管理措施，具有一定积极意义。但不同省市药品监管部门要求提交的材料及程序存在差异，对申报材料的把握程度不统一，准入口径不统一，还存在对区域内药品第三方物流企业的数量限制等，这些问题不利于跨区域药品物流企业的全国布局，增加了药品物流企业的管理运营成本，在客观上也增加了企业跨区域营商的难度。

目前，从事药品第三方物流的企业主要包括两类：第一类是根据 2005 年 4 月发布的 160 号文进行试点并获得"确认件"可从事药品第三方物流的企业。这些企业的"确认件"等证照普遍已经过期，但是基于管理惯性和商业惯性，这类企业仍然属于传统定义的药品第三方物流企业。这类企业在获得"确认件"时经过药监部门核查，软硬件条件基本都能符合《药品经营质量管理规范》的要求。但"确认件"失效后，"确认件"给这类企业所带来的准入门槛优势不断被削弱，企业维持原有体系运转却需要大量的成本投入。第二类是新加入企业。新加入企业未曾获得"第三方物流审批"的"确认件"，但为了适应各地监管政策和委托方的要求，大部分新加入企业在各地或积极取得《药品经营许可证》（批发或仅从事药品第三方储存、运输业务），或通过地方试行的备案、告知承诺等相关政策获得开展药品第三方物流业务的资质。此类企业资质获取成本或相关投入普遍较高，并需要符合各地有关现代物流条件、仓库面积、设施设备、人员等方面的要求。

（2）多仓协同　"多仓"即企业自有的两个或两个以上的仓储设施和资源；"协同"即仓储设施的自主支配、充分利用，实现资源共享。药品物流"多仓协同"有利于发挥市场在资源配置中的决定性作用，促进生产要素更大范围地自由流动、降低成本，提升效益，实现可及性，释放更为强劲的经济活力和创造力。但在实践中，多仓协同中仓库监管的逻辑尚不清晰。

与此同时，医药经营环节会存在同时经营药品和医疗器械的需求，但目前药品和医疗器械在流通监管中政策设计尚未同步。目前医疗器械流通监管的模式为：医疗器械经营企业跨行政区域设置库房，由库房所在地市级药品监管部门监管，必要时可以请求发证部门协助检查，发现违法违规行为由库房所在地药品监管部门依法处罚，并告知发证部门。在目前药品监管的制度设计中，企业所在地药品监管部门负责对跨管辖区域设置仓库的监督管理，仓库所在地药品监管部门负责协助日常监管。在后续制度中需要考虑如何打通制度通路。

（3）中心城市配送　根据调研结果，各地交管部门的限行限号措施对医药流通企业和涉药运输企业的药品运输配送影响较大，甚至存在同一省份不同市县的车辆通行政策也不同的现象。一方面，在跨城市药品运输方面，由于每个城市的限行限号政策不同，药品跨城市运输配送有可能涉及中途换车（用目的城市的车辆在中途接驳），这会带来药品运输质量风险。另一方面，在药品城市配送方面，医疗机构的药品采购越来越趋向于"小批量、多频次、零库存"，这对医药配送企业的药品临床供应保障和物流配送响应速度要求越来越高。城市道路的限行、限号以及停车难对医疗机构的药品配送及时性带来了挑战。

## 三、实验步骤

本实验采取小组讨论的形式，通过理论知识的学习、阅读背景材料，分组讨论以下问题。

（1）如何理解"医药流通企业正从传统的搬运工角色转型为全生态链的合作伙伴"？

（2）请讨论构建医药流通全国统一大市场的必要性与紧迫性。

（3）在当前背景下，如何实现药品流通行业的健康发展？

## 四、思考题

请阐述在医药电子商务背景下，理想化的现代医药商品流通体系模式及其特点。

书网融合……

思考题参考答案　　　　微课　　　　本章小结　　　　习题

# 第八章 医药电子商务的参与主体及其权利义务

PPT

## 实验一 医药电子商务参与主体的权利及义务案例分析

### 一、实验目的

（1）通过本实验学习，掌握药品生产、经营企业及电商平台在药品流通过程中的质量保障责任，熟悉消费者在医药电商交易中的权利（如知情权、索赔权）及义务（如提供真实处方的义务），了解药品监督管理局等部门的监管职责，如资质审查、药品抽检、行政处罚等。

（2）具备案例分析能力，能够梳理医药电商交易中的法律关系，识别各主体的权利与义务，能够运用法律条文（如《药品管理法》《消费者权益保护法》）进行责任认定；通过小组讨论或模拟法庭形式，辩论平台、药企、消费者的责任划分，锻炼逻辑表达与论证能力。

（3）培养法律与伦理意识，强化医药行业的合规意识，理解药品安全对社会公共健康的重要性。培养医药从业者（如平台运营方、药企）的社会责任感，避免因利益驱动而忽视药品安全；引导消费者树立合理用药观念，避免盲目网购处方药。

### 二、实验原理

#### （一）医药电子商务卖方的权利及义务

在医药电子商务领域，可以将卖方分为医药电子商务经营者和医药电子商务平台经营者两种类型。

**1. 医药电子商务经营者** 医药电子商务经营者包括通过互联网等信息网络从事销售药品或者提供医疗服务的经营活动的自然人、法人和非法人组织。

医药电子商务经营者应当依法办理市场主体登记，履行纳税义务，并在其首页显著位置公示营业执照信息、行政许可信息等。

（1）医药电子商务经营者的主要权利 ①收取服务费用。经营者有权向用户收取使用其电子商务平台的服务费用。②制定平台管理规则。经营者可以制定适用于其平台的管理规则和政策。③拒绝不合规交易。经营者有权拒绝违反法律法规或平台规则的交易。④知识产权保护。经营者有权保护其平台的知识产权，包括但不限于商标、专利、版权等。⑤合规抗辩权。在面对法律诉讼时，经营者可以依法提出抗辩，主张自己的合规行为。

（2）医药电子商务经营者的义务 ①资质审核义务。经营者有义务对入驻平台的商家进行资质审核，确保其合法经营。②处方药销售合规义务。经营者需确保平台内处方药的销售符合相关法律法规的要求。③药品质量与安全义务。经营者需保证平台上销售的药品质量，保障消费者用药安全。④数据安全与隐私保护义务。经营者必须保护用户数据安全，防止数据泄露，并保护用户隐私。⑤不良反应报告义务。经营者有责任收集和上报药品不良反应信息，以监控药品安全。

这些权利和义务确保了医药电子商务经营者在合法合规的前提下开展经营活动，同时也保护了消费者权益和药品市场的秩序。

**2. 医药电子商务平台经营者**　医药电子商务平台经营者是指在医药电子商务中为交易双方或者多方提供网络经营场所、交易撮合、信息发布等服务的法人或者非法人组织。

平台经营者应当建立知识产权保护规则，与知识产权权利人加强合作，依法保护知识产权，并在必要时采取删除、屏蔽、断开链接、终止交易和服务等必要措施。

（1）医药电子商务平台经营者的权利　①自主经营权。有权制定平台运营规则和管理制度，可自主决定商品上架标准和商家准入条件。②收益获取权。依法向入驻商家收取平台服务费用，通过合法经营获取商业利润。③管理处罚权。对违规商家采取警告、下架商品、终止合作等措施，对异常交易行为进行限制和管控。④数据使用权。在合法范围内使用平台交易数据，利用数据进行业务分析和优化。⑤知识产权保护权。保护平台自有知识产权，对侵权行为采取法律措施。

（2）医药电子商务平台经营者的义务　①资质管理义务。需取得互联网药品信息服务资格证书，严格审核入驻商家的药品经营资质。②药品质量保障义务。建立药品质量管理制度，确保所售药品来源合法、质量可靠。③处方管理义务。严格执行处方药销售规定，确保处方审核流程规范。④信息公示义务。公示药品相关信息，披露平台规则和交易条款。⑤数据安全义务。保障用户个人信息安全，建立数据保护机制。⑥不良反应报告义务。建立药品不良反应监测制度，及时报告药品不良反应事件。⑦配合监管义务。接受监管部门监督检查，配合药品质量抽检工作。

需要特别注意，在进行处方药销售时，必须严格执行"先方后药"原则，确保处方真实有效；不得销售麻醉药品、精神药品等特殊管制药品，严格管理含特殊成分的药品；对需冷藏药品建立全程冷链体系，确保冷链不断链；药品广告需经审批，不得进行虚假夸大宣传。

### （二）医药电子商务买方的权利及义务

买方即消费者，在电子商务交易法律关系中，主要是与在电子商务平台上销售商品和提供服务的平台内经营者发生实际的交易行为的主体。

区别于传统购物的法律框架，在网络购物领域，消费者不仅需要与商品或服务提供商开展购销往来，还需与网络市场的运营方建立法律连接，即首先必须得到网络市场运营方的允许，方能进入平台，并与那些提供商品和服务的商户进行购买行为。所以，消费者与网络市场的运营者间亦形成了一定的法律联系。

**1. 医药电子商务买方的权利**

（1）知情权　有权了解药品的详细信息（成分、功效、禁忌等），有权查看药品批准文号和生产批号，有权知晓药品价格及配送方式。

（2）选择权　可以自主选择药品和购买渠道，比较不同商家的药品和服务。

（3）安全权　具有获得质量合格的药品，药品包装完好无损，特殊药品（如冷链药品）配送符合要求的权利。

（4）隐私权　个人信息和医疗数据得到保护，处方信息不被泄露。

（5）退换货权　有权对存在质量问题药品要求退换，有权对配送错误药品要求更换。

（6）投诉举报权　有权对违规行为进行投诉、举报假冒伪劣药品。

**2. 医药电子商务买方的义务**

（1）如实告知义务　需提供真实有效的个人信息，如实告知健康状况和用药史，处方药购买需提供真实处方。

（2）合规购买义务　不得购买管制类药品（如麻醉药品），不得代购处方药转售他人，不得大量囤积药品。

（3）正确使用义务　按医嘱或说明书使用药品，不滥用药品，不将处方药用于非治疗目的。

（4）配合义务 配合身份核验（处方药购买），配合药品验收，配合不良反应报告。

（5）支付义务 按时支付药品费用，支付约定的配送费用。

（6）信息保护义务 妥善保管个人账户信息，不泄露收到的处方信息。

需特别注意，买方在进行处方药购买时，必须凭真实有效的处方，不得伪造或篡改处方，配合药师审核；需当场检查药品包装，核对药品信息，冷链药品需检查温度；如发现不良反应立即停用，并及时向平台或医疗机构反馈，配合不良反应调查。如果存在提供虚假信息、违规购买、非法转售药品以及滥用药品需承担相应的责任。

### （三）政府

在电子商务中，政府的角色可能包括监管者、政策制定者和服务提供者。政府对企业与个人的电子商务（government to business/customer，G to B/C 或 G2B/G2C）涉及政府采购、税收、质量检验、海关等一系列事务。

**1. 政府的权利和义务** 政府的权利和义务包括但不限于以下几点。

（1）制定和执行电子商务相关法律法规。

（2）监督电子商务市场的公平竞争和消费者权益保护。

（3）提供公共服务，如电子政务、在线审批等。

这些权利和义务的具体内容可能会根据不同国家和地区的法律法规有所差异。

**2. 医药电子商务中监管部门的权利及义务**

（1）监管部门的权利 ①检查与调查权。有权随时调取医药电商平台的交易数据、处方审核记录、药品追溯信息（《中华人民共和国药品管理法》第99条）；可对涉嫌违规的经营者进行现场检查或远程数据核查。②行政处罚权。对销售假劣药、无证经营等违法行为处以罚款、责令停业整顿、吊销许可证等处罚（《中华人民共和国药品管理法》第114~126条）；对违规平台采取约谈、限期整改、下架商品等措施。③标准制定权。制定医药电商的准入标准、数据安全管理规范、处方药销售规则等（《药品网络销售监督管理办法》）；发布药品网络销售负面清单，明确禁止销售的品类（如麻醉药品、疫苗等）。④信息公示权。定期公布药品抽检结果、违规企业黑名单、消费警示等信息（《政府信息公开条例》）。⑤紧急处置权。在发生药品安全事件时，可要求平台立即下架问题商品并启动召回（《药品召回管理办法》）。

（2）监管部门的义务 ①依法监管义务。必须依据《中华人民共和国药品管理法》《中华人民共和国电子商务法》《中华人民共和国网络安全法》等法律法规行使职权，不得滥用监管权力。②数据保密义务。对检查中获取的商业秘密、患者隐私等数据严格保密（《中华人民共和国数据安全法》第38条）。③信息公开义务。及时向社会公布医药电商政策、监管动态、安全风险提示等（《政府信息公开条例》）。④投诉处理义务。对消费者举报的假药、非法行医、虚假宣传等问题，应在法定期限内调查并反馈（《市场监督管理投诉举报处理暂行办法》）。⑤技术保障义务。推动区块链、大数据等技术在药品追溯、处方审核等场景的应用，提升监管效率（《"十四五"药品安全规划》）。

需要注意的是，由于医药商品具有关系人的生命健康安全的特殊性，因此要求政府对医药电子商务进行严格的监管。在电子商务环境下，医药监管部门不仅需要健全现有的监管方式与手段，还需要掌握最新的监管理念与技术手段，不断应对医药产品在电子商务活动中出现的新情况。通过政府对医药电子商务的规范化监管，丰富监管部门的信息化监管手段，提升监管效率，规范药品流通秩序，保证医药的质量，从而建立良好的安全用药环境，维护广大消费者的切身利益。

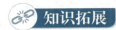 **知识拓展**

### 电子商务平台经营者承担安全保障义务的相关规定

《中华人民共和国电子商务法》第 38 条和第 83 条分别规定了电子商务平台经营者未尽安全保障义务应承担民事责任和行政责任，因此安全保障义务既是民事义务，也是行政义务。为平台设定法律上的义务，可以促使平台积极采取措施对平台内经营者的行为进行监督和控制，保障消费者的生命安全和身体健康。但无论是民事义务还是行政义务，都存在一定的局限性，而在创新最为繁荣的网络交易领域，从企业社会责任的意义上理解安全保障义务，引导平台企业进行自愿的自我规制，可能是更加值得推荐的平台规制策略。

## 三、实验步骤

### 案例描述

"某健康购"是一家获得《互联网药品交易服务资格证书》的 B2C 医药电商平台，主要销售非处方药（OTC）、保健品及部分处方药（需上传电子处方）。平台与多家药品生产企业和连锁药店合作，提供线上购药、配送及健康咨询服务。

2023 年 5 月，消费者张某在"某健康购"平台购买了一款治疗高血压的处方药"降压宁片"。由于张某此前在医院就诊时已获得该药的处方，他按照平台要求上传了电子处方，并成功下单。药品由平台合作的某连锁药店配送，张某在收到药品后按时服用。然而，一周后，张某出现严重头晕、恶心等症状，经医院检查发现，其服用的"降压宁"并非正规厂家生产，而是假冒药品。张某立即向"某健康购"平台投诉，并要求赔偿。平台调查后发现，该批次药品系某合作药企提供的假冒产品，但药企辩称其供货渠道合法，可能是物流环节被调包。

与此同时，监管部门介入调查，发现"某健康购"平台在处方审核环节存在漏洞，未严格核实处方的真实性，且未对合作药企的资质进行充分审查。

### 步骤一：案例导入与背景介绍

**1. 介绍医药电商的基本概念、发展现状及监管政策**    概述案例背景（"某健康购"平台售假药事件），明确涉及的主体（平台、药企、消费者、监管部门）。

**2. 预习**    阅读案例材料，初步思考各主体的权利与义务。

### 步骤二：案例分析与角色扮演（分组讨论）

**1. 分组**    将学生分为 4 组：分别代表①医药电商平台（"某健康购"）；②药品生产企业（涉事药企）；③消费者（张某）；④监管部门（药监局）。

**2. 讨论**    每组分析自身角色的权利、义务及可能的法律责任，并准备辩论观点，讨论问题示例：①平台是否尽到了处方审核和药品质量审查义务？②药企是否应承担主要责任？消费者是否存在过错？③监管部门是否有失职？如何改进监管？

### 步骤三：模拟法庭辩论流程设计

（1）原告（消费者）陈述    主张平台和药企应赔偿医疗费和精神损失。

（2）被告（平台、药企）答辩    辩称已尽合规义务，或责任应由其他方承担。

（3）监管部门陈述    说明监管措施及可能的行政处罚。

（4）自由辩论    各组交叉质询。

（5）教师点评　总结各方论点，引导思考法律适用问题。

### 步骤四：法律适用与责任划分

结合我国《药品管理法》《电子商务法》《消费者权益保护法》，分析责任归属。各组协商提出责任划分方案（如平台 60%、药企 30%、消费者 10%），并说明理由。

### 步骤五：政策建议与实验报告

每组从自身角色出发，提出改进建议。每组提交一份报告，包括：①案例中的法律争议点；②自身角色的责任分析；③对医药电商合规发展的建议。

## 四、思考题

1. 药品质量责任应该如何进行划分？
2. 电子处方审核漏洞如何根治？技术监管能否替代人工审核？

# 实验二　认证机构在医药电子商务中的权利与义务案例分析 📱微课

本实验是关于认证机构（certificate authority，CA）在医药电子商务中的权利与义务案例分析。

## 一、实验目的

（1）通过本实验学习，掌握 CA 机构的核心监管要求，熟悉《中华人民共和国电子商务法》中关于平台责任界定的关键条款，了解《中华人民共和国个人信息保护法》在医疗数据保护方面的特殊要求。

（2）具备风险识别与评估能力，能够识别医药电商 CA 认证中的典型风险点（如证书管理漏洞），掌握安全防护系统的建设要点。

（3）养成对医疗数据安全的高度敏感性，树立"安全第一"的服务理念；强化依法经营的合规意识；树立诚信服务的价值观念；建立技术与管理并重的安全观，树立持续改进的安全文化理念。

## 二、实验原理

### （一）认证机构

认证机构是经国家主管机构审批设立，为电子数据认证提供服务的法定机构。数字证书是一个包含证书持有人、个人信息、公开密钥、证书序列号、有效期、发证单位的电子签名等内容的数字凭证文件。认证机构为经过身份认证的机构或个人发放数据证书，并以数字证书对有关电子数据加密的方式形成电子签名，从而达到所发送电子数据无法被篡改的法律效力。依据《中华人民共和国电子签名法》，使用了可信赖电子签名的电子数据具有证据的证明效力。CA 服务机构的定位与公证机构、鉴定、评估机构存在一定的差异，但其主要目的也是为了证明相关证据的真实完整性。

### （二）认证机构的权利

在医药电子商务中，认证机构（CA）扮演着关键角色，负责提供数字证书服务以确保交易的安全性和真实性。其主要权利包括以下几点。

**1. 颁发和管理数字证书**　CA 有权颁发和管理用于身份验证和数据加密的数字证书。

**2. 制定和执行证书政策**　CA 可以制定证书的发放和管理政策，并执行这些政策。

**3. 收取服务费用**　CA 有权向申请数字证书的个人或实体收取服务费用。

**4. 维护证书撤销列表（CRL）**　CA 负责维护一个证书撤销列表，以标识哪些证书不再有效。

**5. 进行身份验证和审查**　CA 有权对申请数字证书的实体进行身份验证和审查。

**6. 参与标准制定和行业合作**　CA 可以参与行业标准的制定和与其他组织的合作。

**7. 拒绝不合规申请**　CA 有权拒绝不符合规定或不满足安全标准的数字证书申请。

**8. 调取必要信息进行核验**　CA 有权获取必要的信息以验证申请者的身份和资格。

**9. 对违规使用证书者采取行动**　CA 有权对违反证书使用规定的个人或实体采取行动。

**10. 技术自主权**　CA 有权自主决定其技术方案和运营方式。

此外，CA 认证机构在进行证书颁发和管理时，还应当遵守《中华人民共和国认证认可条例》等相关法律法规的规定。

### （三）认证机构的义务

CA 运行的好坏关系到医药电子商务发展的成败，在医药电子商务交易过程中，认证机构一般需承担以下义务。

**1. 信息披露与通知义务**　CA 有义务向用户披露必要的信息，并在证书状态变更时通知用户。

**2. 安全义务**　CA 必须采取适当的安全措施保护证书的安全性和完整性。

**3. 保密义务**　CA 有义务保护在身份验证过程中获得的敏感信息。

**4. 举证义务**　在发生争议时，CA 有义务提供必要的证据以证明其行为的合规性。

**5. 合规签发数字证书**　CA 必须确保其签发的数字证书符合相关法律法规和标准。

**6. 严格审核申请者身份**　CA 有义务严格审核申请数字证书的个人或实体的身份。

**7. 保障密钥安全**　CA 必须确保数字证书中使用的密钥安全，防止密钥泄露。

**8. 建立电子处方追溯机制**　CA 有责任建立和维护一个电子处方的追溯机制，以确保药品的合法流通。

**9. 及时吊销无效证书**　CA 有义务及时吊销那些不再有效或被滥用的数字证书。

CA 机构的权利和义务是确保电子商务交易安全、合法和有效的关键，特别是在医药电子商务领域，这些交易往往涉及敏感的医疗信息和合规要求。

根据《认证机构管理办法》（2020 年修订版），CA 认证机构在中华人民共和国境内从事认证活动时，还应当遵循公正公开、客观独立、诚实信用的原则，维护社会信用体系。同时，CA 认证机构及其人员对其认证活动中所知悉的国家秘密、商业秘密负有保密义务。

---

🔗 **知识拓展** ································································································

#### 《电子认证服务管理办法》对认证机构的监管要求

《电子认证服务管理办法》（以下简称《办法》）是我国规范电子认证服务活动的重要部门规章，对 CA 认证机构的核心监管要求可系统归纳为以下六个方面。

**1. 准入资质**　需取得《电子认证服务许可证》，注册资本≥3000 万元，配备 8 名以上持证人员。

**2. 运营监管**　公开业务规则（CPS），密钥须存于硬件模块，实施生成、存储、使用三分离。

**3. 安全义务**　年检 2 次渗透测试，建立灾备中心（RTO≤4 小时），漏洞 24 小时内响应。

**4. 用户保护**　公示证书吊销列表，5 个工作日内处理投诉，设立≥年营收 5% 的赔偿准备金。

**5. 审计监督**　年检＋季度报表，日志保存 20 年，境外合作需通过安全审查。

**6. 法律责任**　无证经营最高罚违法所得 10 倍，重大泄露可吊销许可，终止服务需提前 90 天公告。

涉及处方药交易的 CA 机构需额外取得药监部门备案，医疗数据加密证书必须采用国密算法 SM2/SM3，电子处方签名需实现三级证书追溯链。

CA 机构在服务医药电商时，还需特别注意与其他相关法律的衔接适用。

## 三、实验步骤

### 案例描述

某知名医药电商平台发生了一起重大数据安全事件。该平台使用的数字证书认证机构（CA）因系统漏洞导致大量用户医疗数据泄露，涉及超过 50 万用户的电子处方、购药记录等敏感信息。事件发生后，监管部门调查发现，该平台与其 CA 服务提供商"信安认证"在权利与义务划分上存在严重不明确的情况，导致责任推诿，消费者维权困难。

"信安认证"是经国家密码管理局批准的第三方电子认证服务机构，为该电商平台提供平台服务器 SSL 证书、医生数字证书、用户身份认证证书、电子处方签名服务、交易数据加密服务等服务，双方于 2021 年签订为期 3 年的服务合同，年服务费 120 万元。

2023 年 8 月 15 日，该电商平台技术团队发现平台出现异常访问流量。经排查，发现攻击者利用"信安认证"数字证书管理系统漏洞，伪造了平台管理员证书，获取了数据库访问权限。在 72 小时内，攻击者窃取了包括：用户个人信息（姓名、身份证号、联系方式）、电子处方及诊断记录、近 3 个月的购药记录、支付信息（部分加密不完整）等。事件发生后，该电商平台立即关闭了相关系统，并向公安机关报案。

### 步骤一：案例导入与背景介绍

**1. 概述案例背景**　明确涉及的主体（平台方、CA 机构、监管部门）。

**2. 预习**　阅读案例材料，初步思考各参与主体的权利与义务。

### 步骤二：案例分析与角色扮演（分组讨论）

**1. 分组**　将学生分为 4 组，分别代表①医药电商平台；②CA 机构；③监管部门（药监局）；④用户。

**2. 讨论**　每组分析自身角色的权利、义务及可能的法律责任，并准备辩论观点，讨论可题示例：①系统漏洞是否属于可预见的风险？②用户是否存在密码保管不当等过失？

### 步骤三：模拟法庭辩论流程设计

（1）各方代表进行主张陈述。

（2）自由辩论，各组交叉质询。

（3）教师引导明确实验任务：责任认定分析、应急处置方案、损失赔偿计算等。

### 步骤四：政策建议与实验报告

每组从自身角色出发，各组提交实验报告。

（1）CA 机构　证书管理系统升级方案。

（2）电商平台　CA 服务商选择标准。

（3）监管部门　医药电商认证白名单制度。

（4）用户组织　集体维权操作手册。

## 四、思考题

1. CA 机构的安全责任边界如何科学界定？

2. 区块链技术是否可以应用于医药 CA 认证中？为什么？

书网融合……

思考题参考答案　　　　微课　　　　本章小结　　　　习题

# 第九章　医药电子市场及其分类

PPT

## 实验一　传统药批企业数字化转型中的 B2B 电子市场建设 <small>微课</small>

本实验以九州通医药网为例讨论在医药 B2B 电子市场的发展之路（仅供实验学习参考）。

### 一、实验目的

（1）通过本实验学习，掌握医药电子市场中 B2B 模式的具体运营方式、盈利模式以及在医药流通领域的重要作用，熟悉医药商业企业 B2B 电子市场的分类、特点及不同类型平台的发展策略，了解医药行业政策、技术发展等外部因素对 B2B 电子市场的影响。

（2）具备分析医药 B2B 电子市场平台竞争力的能力，能够结合实际案例评估平台在资源整合、服务创新等方面的优势与不足；能够设计和实施医药 B2B 电商平台的基本框架和技术要求，确保平台符合相关法规和标准。

（3）养成关注医药行业动态、政策法规变化的习惯；树立遵守医药电子商务领域法律法规的意识，增强在医药电商领域的职业道德素养。

### 二、实验原理

医药企业对医药企业（B2B）方式的电子市场，既可以是私有电子市场，也可以是公共电子市场。医药商业企业是参与医药产品流通业务，促成医药产品交易的组织。按其在医药产品流通中的地位和作用，可分为医药批发商和医药零售商，通常指医药产品代理、批发和零售的医药商业企业或医疗机构，它是联系生产和消费的中间环节。

《关于"十四五"时期促进药品流通行业高质量发展的指导意见》对我国医药流通行业"十四五"期间高质量发展提出明确要求。在此背景下，医药流通行业加快数字化转型，医药电商快速发展，B2B 市场作为其中占比超过90%的商业模式，发展迅速。行业、政策、技术以及物流的进步为医药商业企业 B2B 市场的发展奠定了良好基础，促进医药流通供应链降本增效。

2016—2021 年间，医药电商 B2B 市场增长迅速，2019 年 B2B 市场交易规模突破千亿元。2020 年之后电商购药成为首选，医药电商 B2B 市场发展较快，实现高速增长，2022 年市场规模达到 2358 亿元。传统医药商业企业积极扩大 B2B 版图，行业热情提升；在政策与市场不断完善的综合作用下，我国医药电商 B2B 市场规模发展空间较大。

医药商业企业 B2B 市场位于医药流通产业链的中游，以数字化方式革新产业链上下游之间的联系方式，节约流通成本，提升流通效率。按照发起方的不同进行划分，医药商业企业 B2B 市场可以分为政府主导的医药商业企业 B2B 市场、传统药批转型的医药商业企业 B2B 市场以及第三方医药商业企业 B2B 市场（图 9 - 1），其中政府主导的医药商业企业 B2B 市场主要作为政府的行政事业性平台存在，为药品供需双方提供交易场所，具有非盈利性，是公共电子市场。传统药批转型的医药商业企业 B2B 市场以其自有的药品、仓储、客户积累等先发优势搭建互联网市场进行销售，形成"医药＋电商"的商业模式；同时，许多新兴行业企业趁势进入，搭建 B2B 平台加入医药领域，形成"电商＋医药"的又一大商业市场，各方式市场特征与产品体系各不相同，同时以其数字化、便捷化服务共同助力医药流通的高效运转。

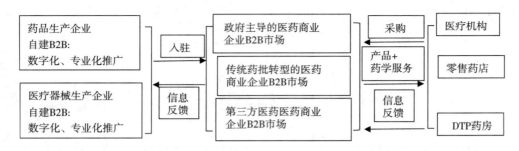

图 9－1　医药商业企业（B2B）的电子市场

中国数家传统药企巨头纷纷上线药品批发的 B2B 市场平台，利用数字化手段赋能流通领域，以达到降本增效的目的。其中，九州通在 B2B 市场领域发展位于前列，早在 2001 年就上线了"九州通医药网"，随着市场上中药材的不断发展，于 2014 年再次上线中药材 B2B 市场平台——珍药材。

医药商业企业 B2B 应不断修炼内核提升自身，方能行稳致远；在行业方面，先进入者把握大量资源，行业集中度将趋提升，强者恒强的马太效应愈加明显；在服务方面，各 B2B 市场平台将依托自身能力，数智化加码，打造"药品购销＋X"的多元服务，更好地服务上下游购销需求。

## 三、实验步骤

2001 年上线的九州通医药网，积极布局 B2B 电子市场。近年来，随着行业发展和市场变化，九州通医药网不断创新升级，在数字化转型、服务拓展等方面持续发力。同时，医药行业政策不断调整，如药品集中招标采购、带量采购等政策的推行，对医药商业企业 B2B 电子市场产生了深远影响。技术的进步，如大数据、人工智能在医药电商中的应用，也为平台的发展提供了新的机遇和挑战。

**步骤一：分组**

开展任务，将学生分成若干小组，每组 5～6 人。

**1. 第一组任务**　深入研究九州通医药网的发展历程，包括上线时间、各阶段的业务拓展重点、重要的战略决策等，分析其在不同发展阶段如何适应市场变化和政策要求。同时，探究九州通医药网如何依据自身资源和能力，确定以科技驱动型的全链医药产业综合服务商为定位。剖析其在医药电子市场中，怎样通过打造"千亿级"医药供应链服务平台，实现全品类采购、全渠道覆盖和全场景服务，从而在竞争激烈的市场中占据独特地位。并分析九州通医药网的目标客户群体，包括各级医院、基层医疗机构、连锁及单体药店、互联网电商平台、互联网医疗平台和下游医药分销商（准终端）等。研究其针对不同类型客户群体，在产品供应、服务模式等方面的差异化策略。

**2. 第二组任务**　剖析九州通医药网的平台功能和服务体系，如药品采购、物流配送、金融服务、信息咨询等，评估其在满足上下游企业需求方面的优势和不足。重点关注平台功能和服务体系与九州通医药网市场定位的契合度，以及如何针对目标客户群体的特点和需求，不断优化平台功能和提升服务质量。例如，对于单体药店和诊所等 B 端客户，平台在简化采购流程、提供便捷物流配送方面的具体措施及效果；对于大型连锁药店和医疗机构，平台在提供个性化产品解决方案、专业信息咨询服务方面的表现。

**3. 第三组任务**　研究九州通医药网面临的竞争环境，分析主要竞争对手的特点和优势，探讨九州通医药网的竞争策略及市场份额变化情况。结合市场定位和目标客户群体，分析九州通医药网在竞争中如何突出自身特色，吸引和留住目标客户。例如，对比其他医药 B2B 电子市场平台，九州通医药网在服务 B 端客户方面的竞争优势，以及在拓展新客户群体、开拓新市场方面的竞争策略。同时，分析市场份额变化背后，市场定位和目标客户群体策略调整所产生的影响。

**4. 第四组任务** 结合行业政策和技术发展趋势，预测九州通医药网未来的发展方向，提出可能的创新点和战略调整建议。思考在政策变化和技术进步的背景下，九州通医药网现有的市场定位是否需要进一步优化，目标客户群体是否会发生变化，以及如何根据这些变化制定相应的创新举措和战略调整。例如，随着互联网医疗政策的进一步放开，如何利用技术优势，加强与互联网医疗平台的合作，拓展针对患者的服务，从而吸引更多与互联网医疗相关的客户群体；在大数据、人工智能技术应用日益广泛的情况下，如何利用这些技术精准定位目标客户，优化产品推荐和服务方案，提升客户体验和满意度。

### 步骤二：小组汇报展示

各小组完成任务后，进行小组汇报。每个小组汇报时间为 15~20 分钟，详细阐述研究成果。

### 步骤三：评价总结

其他小组进行提问和评价，重点关注分析的准确性、全面性以及提出建议的可行性。评价过程中，鼓励小组成员积极发表不同观点，展开深入讨论。教师对各小组的汇报和互评进行总结和点评，指出优点和不足之处，引导小组成员进一步思考和完善分析内容。

## 四、思考题

1. 九州通医药网在发展过程中，如何应对医药行业政策调整带来的挑战，如药品集中招标采购、带量采购政策对其业务模式和盈利模式的影响？

2. 随着大数据、人工智能等技术在医药电商领域的应用越来越广泛，该医药网应如何利用这些技术提升平台的竞争力和服务质量？

# 实验二 医药 O2O 电子市场的实践探索

本实验以叮当快药例，讨论在医药 O2O 电子市场的机遇与挑战（仅供实验学习参考）。

## 一、实验目的

（1）通过本实验学习，掌握医药 O2O 电子市场的运营模式、业务流程以及盈利方式，熟悉医药企业开展 O2O 业务所需的资源配置、技术支持和合作网络，了解医药行业政策法规对 O2O 模式的规范和影响，以及市场竞争格局下 O2O 模式的发展趋势。

（2）具备分析医药 O2O 电子市场企业竞争力的能力，能够评估企业在药品供应、配送服务、客户体验等方面的优势与不足；能够结合行业动态和企业实际情况，运用所学知识为医药 O2O 企业制定有效的市场拓展策略、服务优化方案，解决其在发展过程中遇到的实际问题。

（3）培养对医药电子市场发展趋势的前瞻性思维，树立严格遵守医药电子商务领域法律法规的意识，增强在医药电商行业的职业道德和责任感。

## 二、实验原理

医药 O2O 电子市场是医药电子商务的重要模式之一，它将线上平台与线下实体药店相结合，为消费者提供便捷的购药服务。随着互联网技术的发展和消费者生活方式的改变，医药 O2O 市场呈现出快速增长的趋势。医药企业线上、线下对消费者（O2O）的电子市场一般属于私有电子市场。

## 三、实验步骤

叮当快药作为医药O2O领域的代表性企业，通过搭建线上平台，整合线下药店资源，为消费者提供24小时在线购药、"28分钟送药上门"等服务。然而，在发展过程中，叮当快药也面临着诸多挑战，如药品配送过程中的监管问题、线上线下服务协同难题以及技术应用中的数据安全风险等。

### 步骤一：模拟操作

**1. 分组调查** 将学生分成若干小组，每组5~6人。每个小组安排一名组长，负责组织协调小组活动。

各小组模拟消费者在叮当快药平台进行购药操作。包括下载叮当快药APP，注册登录账号，浏览药品目录，选择药品加入购物车，填写收货地址，选择支付方式完成订单支付等流程。在操作过程中，记录平台的界面设计、药品搜索功能、支付便捷性、订单跟踪信息等方面的体验。

**2. 书面报告** 模拟操作完成后，各小组整理操作过程中遇到的问题和体验感受，如药品信息不够详细、支付时出现卡顿、配送时间预估不准确等，并形成简要报告。

### 步骤二：案例分析

**1. 运营模式** 各小组深入分析叮当快药的运营模式。研究其线上平台的功能模块，如药品展示、在线咨询、会员服务等；分析线下药店的布局和运营情况，包括药店数量、覆盖区域、药品储备等；探讨线上线下如何协同运作，实现订单处理、药品配送和售后服务的无缝对接。

**2. 优势和劣势** 各小组分析叮当快药在市场竞争中的优势和劣势。优势方面，关注其品牌知名度、配送速度、服务质量等；劣势方面，思考其在药品价格竞争力、线下药店覆盖范围局限性、与其他竞争对手的差异化不足等问题。

**3. 政策法规** 各小组研究叮当快药面临的政策法规环境。分析相关政策法规对其业务的影响，如药品经营资质要求、配送过程中的监管规范等；探讨叮当快药在合规运营方面采取的措施和可能存在的风险。

**4. 技术应用** 各小组分析叮当快药在技术应用方面的情况。包括大数据在药品库存管理、精准营销中的应用，智能配送系统在优化配送路线、提高配送效率方面的作用，以及在数据安全保护方面的技术手段和措施。

### 步骤三：小组讨论

**1. 开展讨论** 各小组围绕案例分析的内容展开讨论。讨论问题包括：叮当快药如何进一步提升用户体验，解决模拟操作过程中发现的问题？在市场竞争日益激烈的情况下，叮当快药应采取哪些差异化竞争策略？如何应对政策法规的变化，确保企业持续合规运营？如何更好地利用技术创新，提升企业的核心竞争力？

在讨论过程中，鼓励小组成员积极发表观点，分享自己的分析和见解。组长负责引导讨论方向，确保讨论有序进行，并对成员的观点进行记录和总结。

**2. 展示汇报** 每个小组推选一名代表，向全班汇报小组讨论的结果。

**3. 评价反馈** 汇报结束后，其他小组可以进行提问和点评，展开全班范围内的交流和讨论；并填写互评表，评价内容包括研究深度、逻辑清晰度、创新性等方面。各小组根据互评结果进行反思和总结，改进自己的研究报告。

教师对各小组的汇报和讨论情况进行总结和点评，指出优点和不足之处，引导小组成员深入思考案例中的关键问题，加深对医药O2O电子市场的理解。

## 四、思考题

1. 叮当快药在药品配送过程中可能面临哪些监管冲突？如何解决这些冲突？

2. 随着人工智能技术在医药电商领域的应用，叮当快药在数据安全方面可能面临哪些技术难点？如何应对这些难点？

书网融合……

思考题参考答案　　　　微课　　　　本章小结　　　　习题

# 第十章 独立第三方 B2B 型 医药电子市场

e 微课

## 实验一 基于供应链协同与合规交易的模拟实践

本实验是关于独立第三方 B2B 型医药电子市场全流程操作与运营模拟实践。

### 一、实验目的

（1）通过本实验学习，掌握独立第三方 B2B 医药电子市场的核心功能，及纠纷处理流程与平台规则应用。明确平台作为"非自营中介"的定位，区别于药企自建官网或垂直电商，其核心价值在于整合多供应商与采购商资源，提供中立的信息匹配、交易撮合与供应链服务。

（2）具备全流程操作与决策能力。能进行从注册到售后的完整交易链路。能以供应商、采购商双重身份完成平台注册、资质审核、商品上架、需求发布、订单生成、支付结算、物流配送、验收评价等核心操作的能力。

（3）培养成数据驱动的运营分析能力。通过平台后台数据（如药品浏览量、订单转化率、供应商评分），分析市场趋势（如某类药品采购热度）、优化商品结构或采购策略。模拟处理交易异常（如订单取消、药品质量纠纷）。

### 二、实验原理

#### （一）电子商务基础理论：B2B 交易模型与平台经济学

**1. 双边市场理论** 平台需同时吸引供应商与采购商入驻，形成"网络效应"：供应商越多，采购商选择空间越大；采购商需求越旺盛，吸引更多供应商加入。

**2. 交易成本理论** 平台通过集中信息发布、标准化交易流程（如电子合同模板）、第三方担保支付等，降低传统医药交易中的信息不对称成本（如采购商线下比价耗时）、谈判成本（如订单条款反复磋商）与履约风险（如供应商拖欠交货）。

#### （二）医药行业核心规则与技术应用

**1. 资质审核机制** 平台需对交易主体资质进行核验。

（1）供应商 营业执照、药品生产/经营许可证、GMP/GSP 认证证书、药品批准文号等。

（2）采购商 医疗机构执业许可证（如医院）、药品经营许可证（如连锁药店）。

（3）技术实现 通过 OCR 识别技术扫描资质文件，对接国家药监局数据库进行真伪验证，建立"资质有效期预警"机制（如提前 30 天提醒供应商更新许可证）。

**2. 药品追溯体系** 依据《中华人民共和国药品管理法》要求，实验需模拟药品追溯码（如中国药品电子监管码）的应用：供应商发货时录入追溯码，采购商验收时扫码核对药品流向，确保"来源可查、去向可追、责任可究"。

**3. 冷链物流管理** 针对需冷藏药品（如胰岛素、疫苗），平台需对接具备冷链资质的物流商，实验中可设置模拟环节：物流商上传运输过程中的温湿度数据（如通过 IoT 设备实时采集），若温度超标，系统自动触发预警，采购商可拒绝签收。

## 三、实验步骤

### 步骤一：供应商注册与入驻

**1. 注册**　访问平台首页点击"供应商注册"，填写企业基本信息（名称、统一社会信用代码、联系人等），设置登录密码。

**2. 上传资质文件扫描件**

（1）必备文件　营业执照、《药品经营许可证》（假设实验中模拟某药品批发企业）、法人身份证复印件。

（2）可选文件　ISO9001 质量认证、企业荣誉证书（用于提升供应商信誉度）。

**3. 提交申请**　提交申请后等待平台管理员审核（实验中可设定审核时效为"模拟 24 小时"，即管理员在 10 分钟内完成审核）。

**4. 关键点**

（1）资质文件需清晰显示公章与有效期，若"经营许可证"过期，平台应拒绝入驻。

（2）供应商可在"后台—资质管理"中查看审核状态，若驳回需根据管理员留言修改资料。

### 步骤二：采购商注册与认证

（1）选择"采购商注册"，填写信息（如某连锁药店总部，需提供《药品经营许可证》《营业执照》、采购负责人身份证）。

（2）平台管理员审核时，需重点确认采购商类型：若为医疗机构（如医院），需额外提供《医疗机构执业许可证》；若为个体药店，需提供《药品经营许可证》与负责人药师资格证。

### 步骤三：平台管理员审核实践

（1）管理员登录后台，进入"资质审核"模块，对比提交文件与国家药监局数据库信息（实验中可预设虚拟数据库，如输入"企业名称"自动返回资质有效性）。

（2）审核通过后，供应商/采购商状态显示为"已认证"，方可进行交易。

### 步骤四：商品发布与采购需求匹配

**1. 发布**　供应商进入"商品管理－发布新品"，填写药品详情。

（1）基础信息　通用名（如"阿莫西林胶囊"）、商品名（若有）、批准文号（国药准字 HXXX）、剂型（胶囊剂）、规格（0.25g×24 粒/盒）、生产厂家（XX 制药有限公司）。

（2）交易信息　单价（10 元/盒）、最小起订量（50 盒）、库存数量（500 盒）、保质期（24 个月）、是否冷链（否）。

（3）合规文件　上传药品说明书 PDF、质检报告（由平台预设模板，供应商填写关键数据）。

**2. 校验与抽查**　提交后，平台自动校验信息完整性（如未填写批准文号则无法发布），管理员可抽查商品信息合规性（如禁止发布未取得文号的"偏方"药品）。

### 步骤五：采购商发布采购需求

**1. 发布**　采购商进入"采购管理－发布需求"，填写：药品名称（支持模糊搜索，如输入"阿莫西林"）、需求数量（200 盒）、期望单价（≤9 元/盒）、交货时间（3 日内）、收货地址（XX 市 XX 区药店仓库）；特殊要求：如"需提供近 3 个月质检报告""运输过程需记录温湿度"。

**2. 推送**　需求发布后，平台向符合条件的供应商推送通知（如供应商商品价格≤9 元且库存≥200 盒）。

### 步骤六：供需匹配与在线询价

（1）供应商在"询价管理"中查看采购需求，若有意向可点击"报价"，填写实际报价（如9.5元/盒，需注明理由："含运费"）。

（2）采购商对比多家供应商报价，选择3家进入"在线洽谈"环节（模拟IM聊天功能，讨论交货细节、发票开具等）。

### 步骤七：订单生成与支付结算

（1）采购商选定供应商后，在询价单中点击"生成订单"，系统自动抓取商品名称、数量、单价、金额（200盒×9.5元＝1900元）、交货时间等信息。

（2）供应商确认订单无误后，双方在线签署电子合同（平台提供标准模板，包含违约责任、争议解决条款等），合同自动存档至区块链存证系统（实验中可简化为PDF文件加盖电子签章）。

### 步骤八：物流配送与验收管理

**1. 配送**　供应商确认收到货款（或账期生效）后，在"订单管理"中点击"发货"，选择物流商（实验预设3家：顺丰医药、京东冷链、普通物流）。

**2. 关键参数**

（1）冷链药品运输超时（如超过48小时未送达）或温度超标（如实时温湿度数据显示10℃），系统自动触发红色预警，采购商可拒收。

（2）普通药品运输途中若发生破损，物流商需在"异常申报"中提交证据（如照片），平台介入判定责任方。

### 步骤九：采购商验收与售后处理

**1. 验收流程**　采购商收到药品后，在平台点击"验收"，核对数量（200盒）、规格（0.25g×24粒/盒）与订单一致；药品外包装无破损，批号与有效期（如批号20250101，有效期至2027年1月）符合要求；冷链药品需查验温湿度记录单（物流商随货提供PDF文件）。

**2. 验收**　若验收通过，点击"确认收货"，平台将监管账户中的货款划给供应商；若不通过，提交拒收货品理由（如"药品过期"），发起退换货申请。

**3. 售后纠纷处理**　平台管理员根据双方提供的证据，依据《平台交易规则》判定责任：若为供应商责任（如发错药），强制退款并扣除供应商信用分；若为物流责任，协调物流商赔偿采购商损失。

### 步骤十：数据复盘与运营分析

交易数据采集，数据分析师从平台后台导出以下报表。

**1. 供应商运营报表**　商品曝光量、点击率、订单量、成交率（订单量/询价量）、平均响应时间（从收到询价到报价的时长）。

**2. 采购商采购报表**　采购成本占比（如冷链药品采购金额占总金额的比例）、供应商评分（满意度打分，1～5分）、退换货率。

### 步骤十一：小组研讨与报告撰写

基于数据讨论以下问题。

（1）某供应商商品曝光量高但成交率低，可能原因是什么（如定价过高、详情页信息不完整）？

（2）撰写《实验数据分析报告》。

## 四、思考题

1. 为什么医药B2B平台必须对供应商进行资质审核？

2. 对比线下医药批发，线上交易的主要风险有哪些？

# 实验二　独立第三方 B2B 型医药电子市场国内外发展情况

本实验是探索独立第三方 B2B 型医药电子市场国内外发展差异与趋势的实验。

## 一、实验目的

（1）通过本实验学习，掌握国内外独立第三方 B2B 型医药电子市场的发展历程，精准把握不同阶段的关键事件、政策导向对市场的推动或制约作用。深度剖析国内外市场的规模现状、增长趋势，清晰认识我国市场在全球格局中的地位和发展潜力。

（2）具备信息收集与整理能力，学会从各类专业数据库、行业报告、新闻资讯中提取有效信息，并进行条理清晰的归纳总结。锻炼数据分析能力，能够运用数据分析工具对收集到的数据进行深入分析，洞察市场发展规律的能力。

（3）培养创新思维，基于对国内外市场发展情况的研究，探索适合我国独立第三方 B2B 型医药电子市场的创新发展路径。

## 二、实验原理

### （一）市场发展理论

**1. 生命周期理论**　市场发展通常经历引入期、成长期、成熟期和衰退期。独立第三方 B2B 型医药电子市场也遵循这一规律，在引入期，市场参与者较少，规模较小；随着技术发展、政策放开，进入成长期，市场规模迅速扩大，参与者增多；进入成熟期后，市场逐渐饱和，竞争激烈，企业需通过创新和差异化竞争来获取优势。

**2. 创新扩散理论**　新的商业模式、技术在市场中的扩散遵循一定规律。在医药电子市场中，新技术如区块链用于药品溯源、大数据用于精准营销，从少数创新者采用，到早期采用者、早期大众、晚期大众逐步接受，最终实现广泛应用，推动市场发展。

### （二）政策影响机制

**1. 准入政策**　政府对医药电商的准入门槛设定，如国内要求企业具备《互联网药品交易服务资格证书》等资质，决定了市场参与者的数量和质量。严格的准入政策虽在一定程度上限制了市场初期规模，但保障了市场的规范性和安全性。

**2. 监管政策**　对药品质量监管、价格管控、数据安全等方面的政策，直接影响市场的运营模式和发展方向。例如，对处方药网售的监管政策，促使平台在业务开展中不断优化电子处方流转等配套服务。

### （三）竞争与合作理论

**1. 竞争理论**　市场中企业间的竞争推动产品和服务的优化升级。在独立第三方 B2B 型医药电子市场，平台间在价格、服务、技术、供应链等方面展开竞争。如药师帮以低价策略吸引用户，药京采则凭借京东健康品牌和物流优势竞争。

**2. 合作理论**　企业间的合作实现资源共享、优势互补。例如平台与药企合作保障药品供应。与物流企业合作优化配送服务，与金融机构合作开展供应链金融服务，共同推动市场发展。

## 三、实验步骤

### 步骤一：实验准备

**1. 知识储备** 阅读《中华人民共和国药品管理法》及相关法律法规，了解我国医药电商的政策法规框架，明确市场准入、运营监管等方面的要求。学习电子商务基础理论，如双边市场理论、交易成本理论，为理解医药电子市场的商业模式和运营机制奠定基础。双边市场理论帮助理解平台如何平衡供应商和采购商关系，交易成本理论有助于分析平台降低交易成本的方式。

**2. 工具准备** 安装数据分析软件，如 Excel、SPSS，用于数据处理和分析。Excel 可进行数据的录入、清洗、统计分析，制作图表；SPSS 能进行更复杂的统计分析，如相关性分析、回归分析。准备文献管理软件，如 EndNote、NoteExpress，方便管理和引用实验过程中查阅的文献资料。

**3. 分组分工** 以 5~6 人为一组进行分组，明确组内成员分工。设置资料收集员，负责从各类渠道收集国内外市场发展资料；数据分析师，运用工具对收集到的数据进行分析；报告撰写员，整合资料和分析结果，撰写实验报告；讨论协调员，组织小组讨论，促进成员间交流协作。

### 步骤二：资料收集

#### 1. 国内市场资料收集

（1）**行业报告** 从专业机构获取最新的医药电商 B2B 行业报告，梳理我国市场的发展历程、现状、规模数据、竞争格局等信息。例如从研究报告中了解我国医药电商 B2B 从 1996 年初露端倪到 2022 年市场规模突破 2000 亿的发展历程。

（2）**政府文件** 查阅国家药监局、国家卫生健康委等政府部门发布的政策文件、统计数据，掌握政策动态和行业统计信息。如从国家药监局官网获取关于药品流通监管、互联网药品交易的政策文件，分析政策对市场的影响。

（3）**企业官网** 浏览国内知名独立第三方 B2B 医药电商平台官网，收集平台的发展历程、业务模式、服务内容、合作伙伴等信息，了解企业的发展策略和市场定位。

（4）**新闻资讯** 关注行业媒体的新闻报道，追踪市场最新动态、企业融资、战略合作、业务创新等信息，把握市场热点和发展趋势。

#### 2. 国外市场资料收集

（1）**国际研究机构报告** 参考国际研究机构发布的全球医药电商市场报告，了解全球市场规模、区域分布、增长预测，以及国外独立第三方 B2B 医药电子市场的发展情况。

（2）**国外政府和行业协会网站** 访问美国食品药品管理局（美国 FDA）、欧洲药品管理局（EMA）、美国药品研究与制造商协会（PhRMA）等政府和行业协会网站，获取国外医药电商的政策法规、行业标准、统计数据等信息，对比国内外政策差异。

（3）**国外知名医药电商平台官网** 研究美国的 Mckesson、Cardinal Health，欧洲的 Celesio 等国外知名医药电商平台官网，了解其业务模式、服务范围、技术应用、国际合作等情况，分析国外先进平台的优势和特点。

（4）**国际新闻媒体** 关注国际新闻媒体的报道，了解国外市场的最新动态、行业变革、企业竞争等信息，掌握国际市场的发展趋势。

### 步骤三：数据分析

**1. 数据整理**　将收集到的国内外市场数据进行分类整理，建立数据表格。包括市场规模数据（按年份、区域、平台类型等维度）、企业营收数据、用户数量数据、交易数量数据等，确保数据的准确性和完整性。

对数据进行清洗，处理缺失值、异常值。对于缺失值，根据数据特点采用均值填充、回归预测等方法进行补充；对于异常值，通过数据分布分析、统计检验等方法进行识别和处理，保证数据质量。

**2. 描述性统计分析**　运用 Excel 或 SPSS 软件，计算国内市场数据的均值、中位数、最大值、最小值、标准差等统计量，描述市场规模、企业营收等数据的集中趋势、离散程度。例如计算我国不同年份医药电商 B2B 市场规模的均值和标准差，了解市场规模的平均水平和波动情况。

制作图表，如柱状图、折线图、饼图等，直观展示国内市场的发展趋势、竞争格局。用柱状图对比不同平台的市场份额，用折线图展示市场规模随时间的变化趋势。

**3. 对比分析**　对比国内不同时期的市场数据，分析我国独立第三方 B2B 型医药电子市场的发展趋势。对比 2015—2025 年市场规模、用户数量的变化，总结市场的增长特点和发展阶段。

对比国内外市场数据，分析我国市场与国际市场在规模、增长速度、竞争格局、技术应用等方面的差异。例如对比我国和美国医药电商 B2B 市场的规模和增长速度，分析差异原因。

**4. 相关性分析**　运用 SPSS 软件，分析国内市场中不同因素之间的相关性。如分析政策出台次数与市场规模增长、平台用户数量与交易金额之间的相关性，探究政策、用户等因素对市场发展的影响程度。

根据相关性分析结果，建立回归模型，预测市场未来发展趋势。例如以政策因素、技术投入等为自变量，市场规模为因变量，建立回归模型，预测未来市场规模。

### 步骤四：讨论总结

**1. 小组讨论**　组织小组内部讨论，围绕国内外独立第三方 B2B 型医药电子市场的发展差异、我国市场存在的问题和挑战等方面展开深入探讨。

每个成员分享自己在资料收集和分析过程中的发现和思考，提出问题和见解，共同探讨解决方案。

**2. 案例分析**　选取国内外典型的独立第三方 B2B 医药电商平台案例，如药师帮在国内市场的低价竞争策略和市场拓展，美国 Mckesson 的全球化布局和多元化服务，进行深入分析。

分析案例平台的成功经验和失败教训。例如分析药师帮如何通过低价策略迅速扩大市场份额，以及可能面临的问题，为我国其他平台提供参考。

**3. 撰写报告**　根据讨论结果和案例分析，撰写实验报告。报告内容包括引言、国内外市场发展历程、现状分析、对比分析、问题与挑战、建议与展望等部分。

在报告中提出针对性的建议，如我国平台应加强技术创新、优化供应链管理、拓展国际合作等，以促进市场的健康发展。同时对未来市场发展趋势进行合理展望。

**4. 汇报展示**　每组选派代表进行汇报展示，运用 PPT 等形式，汇报实验成果。汇报内容包括实验目的、过程、结果、结论和建议等，重点突出国内外市场的发展差异和对我国市场的启示。

其他小组和教师进行提问和点评，提出意见和建议，汇报小组进行答辩和完善。通过汇报展示和交流，促进知识共享和共同提高。

## 四、思考题

1. 独立第三方 B2B 型医药电子市场在国内外发展过程中面临的主要挑战有哪些？如何应对这些挑战？

2. 我国独立第三方 B2B 型医药电子市场的主要竞争优势和劣势是什么？如何提升我国市场的国际竞争力？

书网融合……

思考题参考答案

微课

本章小结

习题

# 第十一章　药品集中采购医药电子市场

PPT

## 实验一　药品集中采购模式及应用实践分析 微课

### 一、实验目的

（1）通过本实验学习，掌握我国药品集中采购政策的基本框架、核心条款及实施要求；熟悉药品集中采购相关政策文件；了解省级平台药品审核流程及市级议价机制。

（2）能够分析和解读药品集中采购政策的具体要求，设计符合政策的投标方案；具备对政策实施效果进行评估的能力，并能结合实际案例提出改进建议。

（3）培养合规意识、数据分析能力和社会责任意识；增强在医药政策实践中的问题解决能力和团队协作精神。

### 二、实验原理

#### （一）药品集中采购概述

药品集中采购是药品采购的重要方式之一，即通过一个或多个机构代表多个采购单位，借助线上采购平台或药品集中采购组织，根据采购目录以招投标、竞价谈判等方式批量采购药品的一种采购方式。"集中"是指将原本分散的采购制度进行改革，旨在通过规模效应实现资源优化配置，降低药品成本、提高采购效率和确保药品质量，促进医药市场的公平竞争。

2000年1月1日，我国正式实施了《中华人民共和国招标投标法》，该法将集中采购与招标采购相结合，首次确立了集中招标采购的理念。《招标投标法》指出："招标人有权自行选择招标代理机构，委托其办理招标事宜。任何单位和个人不得以任何方式为招标人指定招标代理机构。招标代理机构与行政机关和其他国家机关不得存在隶属关系或者其他利益关系"。在这一法律框架下，2000年7月，河南省、海南省、辽宁省等部分省市率先启动了药品集中招标采购的试点工作。基于试点地区的经验总结，2001年《医疗机构药品集中招标采购工作规范（试行）》（卫规财发〔2001〕308号）发布，要求县级及县级以上人民政府、国有企业（含国有控股企业）等举办的非营利性医疗机构必须参加医疗机构药品集中采购工作，并鼓励其他医疗机构也参加药品集中采购活动。

#### （二）国外药品集中采购实践

**1. 美国第三方集团采购模式**　医疗机构通过委托药品集中采购组织（group purchasing organization，GPO）汇集需求，增强与上游制造商、分销商和其他供应商的价格谈判能力，为下游医疗机构争取更低的药品采购折扣，从而实现更低采购成本。整个供应链中，GPO作为医疗机构与医疗产品制造商或供应商之间的中介，不仅能帮助上游制药企业提高销售额，还实现降低药品价格、提升药品流通效率和改善服务质量的目标。此外，部分GPO还向医院提供定制化服务。GPO已成为美国医疗机构采购药品、医疗器械、医用耗材等医疗产品的主要方式。美国在20世纪初初步形成了GPO。根据美国医院协会的统计数据，2000年，68%的医院通过GPO进行采购；而到2014年，这一比例上升到98%。美国医疗供应链协会估算，药品集中采购每年能够为医疗机构节省 10% ~ 35% 的采购支出。

**2. 印度德里采购模式**　印度德里基本药物目录中的药品，均由政府集中招标采购机构负责药品的采购、配送。为了确保药品的数量充足且质量可靠，探索了双信封采购模式。第一个信封用于评估生产企业的质量，第二个信封则用于价格的竞标。只有在生产企业满足质量标准后，才可进入价格竞标阶段。为了确保药品生产企业能够保证药品供应，德里还要求企业缴纳一定的履约保证金。

**3. 德国的自由联合采购模式**　德国的主要药品销售渠道是社会药房，而非医疗机构。在德国，85% 的药品通过社会药房销售，而医院的销售占比很小。由于社会药房的药品需求量小且分散，因而与药品生产企业的议价能力较为有限。分散的自主采购难以获得价格优惠，导致采购成本较高。社会药房可联合起来，直接与药品生产企业开展谈判来确定价格，从而提高议价能力。

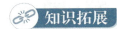 **知识拓展**

### 优良药品采购操作规范

1999 年，世界卫生组织（WHO）的基本药物与药品政策部联合机构间药物协调小组发布了《优良药品采购操作规范》，旨在提升成员国间药物协调小组的药品采购效率，同时为其他国家的政府和公私机构在制定内部药品采购流程时提供参考。该规范阐述了药品采购的四个战略目标及十二项操作原则。其中，药品采购的四个战略目标分别是：①采购最具成本—效益的药品，并确保数量适当。②选择可靠的高质量供应商。③确保按时交货和药品供应。④实现尽可能低的药品费用支出。该规范还将十二项操作原则划分为管理高效和透明化、药品目录遴选和采购量、资金筹集和竞争，以及供应商选择和质量保证四大主题。

### （三）我国药品集中采购模式

我国药品集中采购模式按采购组织主体来分，可以分为省市级自主采购模式和国家组织采购模式；省市级自主采购模式主要包括：省级挂网 + 市级议价模式、药品交易所模式、跨区域联合采购模式、药品集中采购模式；国家组织采购模式主要是带量采购模式。

**1. 省级挂网 + 市级议价**　省级挂网是指在省级药品集中采购平台上，医药企业的药品进行公示和挂网，同时医疗机构根据挂网的药品信息和价格在平台上进行采购的过程。目的是实现药品购销过程和药品价格的公开透明，完善药品供应保障体系，规范医疗机构药品采购行为，以及完善以市场为主导的药品价格形成机制。目前，省级挂网 + 市级议价是各省普遍采用的采购模式。该模式的典型流程是，首先在省级采购平台对药品的质量进行审核，针对不同类别的药品实施差异化评审，确定其挂网资格。随后，由市级（医联体）或医疗机构对已挂网的药品通过带量议价的方式确定最终的采购价格。简而言之，省平台负责药品的准入，而市级（医联体）则掌握药品的定价权。对于已获得挂网资格的药品，对其挂网价和采购价等进行动态管理。

**2. 第三方集团采购**　又称为药品集中采购组织（GPO）采购模式，是指 GPO 作为中介，受委托与药品生产供应企业谈判以确定药品价格。通过汇总下游医疗机构的采购需求，从而增强谈判能力，以获取较低的药品采购价格，达到降低医疗机构药品采购成本的目的。目前，国内的第三方集团采购主要在上海、广州和深圳等地区开展，其中上海的 GPO 是由政府部门主导的非盈利机构，而深圳的 GPO 是完全市场化，广州的 GPO 则采用政府与市场合作的方式。

**3. 药品交易所模式**　药品交易所模式通过构建第三方药品电子交易平台，形成"交易平台 + 带量采购"的机制。药品交易所模式源于省级挂网 + 市级议价模式，但两者在药品挂网审核存在一定差别。药品交易所模式的药品审核主要侧重于价格，几乎不淘汰药品。目前，药品交易所模式主要在重庆和广东地区实施。

**4. 跨区域采购联盟** 跨区域采购联盟采用多个地区联合的方式进行药品和耗材的采购，以提升市场容量，实现"以量换价"。跨区域联盟采购包括省级区域内各城市的跨区域采购以及省级层面的联盟跨区域采购。2017 年明确提出要积极推进药品跨区域集中采购。国家医疗保障局多次强调要以省级平台为核心，充分发挥区域联盟在集中带量采购改革中的主导作用，减少企业在多次投标中的交易成本，增加集中招标采购的市场容量和竞争性。目前，全国活跃的药品带量采购省际联盟在覆盖地区、采购品种及规模上均呈逐步扩大趋势，已不再局限于经济一体化区域或相邻省份；同一省份参与多个联盟的现象较为普遍，特别是在用药量相对较小的地区更倾向于"抱团"。省级跨区域采购联盟主要有三明联盟、西部联盟和京津冀联盟等。

## 三、实验步骤

### 步骤一：优良药品采购操作规范与设计

**1. 对比分析（分组任务）** 每组选取国家或省市药品集中采购模式，根据优良药品采购操作规范中的战略目标，制作对比分析表（表 11-1）。

表 11-1 国家或省市药品集中采购模式战略目标对比分析表（示例）

| 战略目标 | 地区 | 采购范围 | 招标规则 | 价格形成机制 | 监督机制 |
| --- | --- | --- | --- | --- | --- |
| 采购最具成本—效益的药品，并确保数量适当 | | | | | |

**2. 输出成果** 对比报告（含思维导图）。

### 步骤二：模拟集采方案设计

假设某地区计划开展药品集中采购，要求每组结合当地实际情况，设计一个集采方案（包括采购范围、招标规则、定价机制等）；对比不同方案的优缺点，选择最优方案并提交详细说明。

### 步骤三：案例模拟与问题解决

模拟药品集中采购中的实际问题（如企业降价意愿不足、配送延迟等）；小组讨论并提出解决方案，梳理所选模式的基本框架、实施流程及成效，完成一份分析报告。

小组互评申请材料，指出潜在漏洞并提出改进建议。

## 四、思考题

1. 药品集中采购模式对医药行业产生了哪些积极影响？又带来了哪些潜在风险？如何平衡两者关系？

2. 从经济学视角出发，分析"以量换价"机制的合理性及其可能的局限性。

# 实验二 国家药品集中带量采购政策及应用分析

## 一、实验目的

（1）通过本实验学习，掌握国家药品集中带量采购的政策框架及其实施机制；熟悉国家招采子系统进行药品集中采购数据的查询与分析；了解"以量换价"等概念。

（2）能够分析不同采购模式的特点、优势与挑战；具备对政策实施效果进行评估的能力，并能结合实际案例提出改进建议。

（3）养成合规意识、数据分析能力和社会责任意识；增强在医药政策实践中的问题解决能力和团队协作精神。

## 二、实验原理

### （一）国家药品集中带量采购政策概述与实施现状

自 2018 年以来，国家通过一系列政策文件，逐步推进国家药品集中带量采购。2018 年，《深化医药卫生体制改革 2018 年下半年重点工作任务的通知》（国办发〔2018〕83 号）提出，开展国家药品集中采购试点工作，降低药品价格。同年 11 月 14 日，《国家组织药品集中采购试点方案》通过，明确要探索和完善市场主导的药品集中采购机制及药品价格形成机制，以减轻药品成本负担，规范药品流通秩序，并提升药品安全性。

2019 年 1 月，《国务院办公厅关于印发国家组织药品集中采购和使用试点方案的通知》（国办发〔2019〕2 号）正式发布，提出了"国家主导、联盟采购、平台实施"的总体思路，明确了数量采购、数量与价格的交换、数量与价格的联系、招聘采购的一体化以及确保数量和收款的主要原则，启动了国家药品集中采购和使用的试点工作。首批试点在北京、天津等 11 个城市进行。同时，成立了试点工作组及办公室（试点办公室）和联合采购办公室（联合采购办公室）。联合采购办公室负责代表联盟区域进行集中采购，并设立监督小组、专家小组和集中采购小组。

2019 年 11 月，《关于以药品集中采购和使用为突破口进一步深化医药卫生体制改革的若干政策措施》（国医改发〔2019〕3 号）发布，要求全面推进国家组织药品集中采购和使用的改革。结合患者的临床用药需求、仿制药的质量及疗效一致性评价，以及化学药品新注册分类审批的进展，逐步扩大国家组织集中采购和使用的药品范围。优先将原研药价格高于世界主要国家及周边地区、原研药与仿制药之间差价较大的品种，以及通过仿制药质量和疗效一致性评价的基本药物纳入集中采购范围，并研究制定改革完善药品采购机制的政策文件。

2020 年 2 月，《关于深化医疗保障制度改革的意见》发布，要求深化药品、医用耗材集中带量采购制度改革。坚持招采合一、量价挂钩，全面实行药品、医用耗材集中带量采购。以医保支付为基础，建立招标、采购、交易、结算、监督一体化的省级招标采购平台，推进构建区域性、全国性联盟采购机制，形成竞争充分、价格合理、规范有序的供应保障体系。推动医疗保险基金与制药企业之间的直接结算，完善医疗保险支付标准与集中采购价格的协调机制。

2024 年 5 月，《国家医疗保障局办公室关于加强区域协同做好 2024 年医药集中采购提质扩面的通知》要求继续大力推进医药集中带量采购工作，加强区域协同，提升联盟采购规模和规范性，明确行业预期，持续巩固改革成果。开展新批次国家组织集采，做好胰岛素和前几批集采药品协议期满接续采购；重点指导湖北继续牵头中成药集采、山东牵头中药饮片集采、河南牵头国家组织集采可替代药品集采、三明联盟开展肿瘤和呼吸系统疾病用药集采等药品全国联采工作。

截至 2024 年 7 月，有关药品及耗材集采政策的发文机构有国务院办公厅、国家医疗保障局、国家卫生健康委、国家药品监督管理局等政府部门。其中，国务院发布的文件主要是关于药品及耗材招采工作发展方向的指导通知；医疗保障部门作为集采的主导机构，发布的文件主要涉及医保资金结余留用、医药价格及招采信用评价等配套措施；卫生健康主管部门的文件则强调了对中选产品的配置和使用的管理；而药品监督管理部门的文件要求加强对药品及耗材质量的监管以及仿制药一致性评价的落实。

截至 2023 年 11 月，国家共组织了九批次、十轮药品集中采购，即第一批国家药品集中采购（包含

4 + 7 城市药品集中采购、联盟地区药品集中采购）、第二批国家药品集中采购、第三批国家药品集中采购、第四批国家药品集中采购、第五批国家药品集中采购、第六批国家药品集中采购（胰岛素专项）、第七批国家药品集中采购、第八批国家药品集中采购、第九批国家药品集中采购。

### （二）国家招采子系统

自 2019 年，国家医保局开始构建国家医疗保障信息平台药品和医用耗材招采管理子系统，即国家招采子系统。国家招采子系统是国家医保信息平台中负责药品和医用耗材招采管理的一个组成部分，由国家医保局统一建设。

自 2022 年国家医保局宣布全国统一医保信息平台全面建成以来，各省积极响应，迅速推动地方改造与实际应用。2023 年 8 月，上海阳光医药采购网发布了《关于做好国家招采子系统全面上线工作的通知》（以下简称《通知》），宣布国家医保信息平台的药品和医用耗材招采管理子系统将于 9 月 11 日正式投入使用，原有阳光平台的采购功能将不再继续。截至 2023 年底，据不完全统计，全国 20 余省级集中采购平台的药品交易功能已迁移至国家医保统一信息平台药品和医用耗材招采管理子系统。

国家招采子系统包括支付方式、跨省异地就医、公共服务以及药品和医用耗材招采等不同的子系统，这些子系统分为四大类：公共服务、经办管理、智能监管和分析决策。借助该系统的大数据，也可实现药品和耗材的价格监测、集采供应量及使用量的分析与监管。国家招采子系统在集中采购方面主要功能包括以下几点。

**1. 挂网申报**　根据国家和各省医保部门的"带码招标、带码采购、带码结算"政策，医保编码已成为药品和耗材在国家招采子系统上进行挂网交易的必要前提。例如，广东省的政策规定，未获得医保编码的药品无法在新招采子系统上进行挂网交易。为此，广东省药品交易中心曾发布通知，要求尚未获得医保编码的挂网药品尽快在国家医保信息业务编码标准数据库的动态维护平台上进行维护。若因缺乏医保编码而导致未能挂网而影响产品销售或医院采购使用，相应责任将由企业自行承担。

**2. 价格监测**　国家招采子系统的实施使得挂网价格数据的共享变得更加便捷，从而极大地促进了对药品价格的监管。随着国家招采子系统在全国范围内的推广，各省依托全国挂网数据的常态化采集，逐步建立起药品价格监测的全国"一张网"。随着招采子系统建成，河北、广东、湖南等省份陆续开始联动挂网药品的"全国最低价"。

**3. 采购量监测**　国家招采子系统也将成为医疗机构药品采购常态化监管的重要工具。药品价格的共享将有助于各级公立医疗机构依据中选价格进行采购，并加强相互监督，从而防止非中选产品的大规模使用。部分地区也将非中选产品纳入监测目录，作为备选采购，定期监控非中选产品的网上采购及使用情况，并对医疗机构采购价高的非中选产品比例进行定期预警和通报。

**4. 结算**　国家招采子系统也是带量采购相关的药品执行医保直接结算的重要平台。湖南、天津、福建、青海等地相继发布文件，明确对带量采购相关的药品或医用耗材执行医保直接结算。例如，湖南省医保局在 2023 年 8 月发布了《关于实施医保基金直接结算集中带量采购中选产品医药货款的通知》明确要求，各级医保定点公立医疗机构通过国家招采子系统采购的国家、省际联盟及省级集中带量采购的药品和医用耗材中选产品的货款将直接结算。

## 三、实验步骤

### 步骤一：国家药品集中带量采购政策框架与案例分析

**1. 政策框架（分组任务）**　阅读并总结有关国家药品集中带量采购的相关政策文件，流理出政策的主要内容、实施背景及发展趋势。

**2. 案例分析**　选取不同批次的集中采购案例（如第一批 4 + 7 城市药品集中采购），分析其实施过程、结果及其对药品市场的影响。

### 步骤二：国家招采子系统模拟操作

**1. 平台登录与注册**　通过指定链接登录国家医保局官网，找到并进入招采子系统。

**2. 采购数据查询**　在平台上查找特定批次的集采结果，包括中选药品清单、价格及生产企业信息等。

**3. 模拟采购操作**　模拟公立医疗机构参与集中采购的操作流程，填写采购申请表并进行在线支付；注意观察平台的操作指引和数据交互方式。

### 步骤三：集采数据分析与报告撰写

**1. 数据收集**　从国家招采子系统中下载某批次集采的数据，包括药品名称、规格、价格、生产厂家及中标情况。

**2. 数据分析**　使用 Excel 或 SPSS 等工具分析降价幅度、市场份额变化及原研药与仿制药的竞争格局；绘制降价幅度分布图和市场份额占比图，进行对比分析。

**3. 报告撰写**　根据分析结果撰写实验报告，内容包括政策背景、数据分析过程、结果展示及结论建议。

### 步骤四：实验结果与讨论

**1. 数据展示**　通过图表形式展示药品价格变化趋势和市场份额分布。

**2. 影响分析**　讨论集中采购对降低药品虚高价格、减轻患者负担及推动医药行业健康发展的作用。

**3. 政策建议**　基于实验结果，提出优化集中带量采购政策的建议。

小组互评报告材料，指出潜在漏洞并提出改进建议。

## 四、思考题

1. 在国家药品集中采购中，如何平衡企业降价与质量保障的关系？

2. 对于独家产品或创新药，应采取哪些特殊政策以确保公平竞争和患者利益？

书网融合……

思考题参考答案　　　　微课　　　　本章小结　　　　习题

# 第十二章 医药企业自建 B2B 型电子市场

PPT

## 实验一 医药企业自建 B2B 型电子市场规划与分析 微课

### 一、实验目的

（1）通过本实验学习，掌握医药企业自建 B2B 型电子市场概念、功能设计和安全性要求；熟悉医药企业自建 B2B 开发模式和流程。

（2）具备理解医药企业自建 B2B 电子市场平台的特殊性、设计符合企业和用户需求的医药企业自建 B2B 电子商务交易平台的实务操作能力，能够完成行业分析、平台规划、运营与数据分析。

（3）严格遵守行业相关法律法规，培养医药电商领域合规经营意识、培养用知识分析问题、解决问题的实践素养，增强社会责任和服务意识。

### 二、实验原理

#### （一）医药企业自建 B2B 型电子市场的定义

医药企业自建 B2B 型电子市场，是指药品生产企业与药品批发企业依托自主构建的电子商务交易平台，与自身供应链体系之外的企业成员开展互联网药品交易的专属电子市场。医药企业自建 B2B 型电子市场是药品供应商拓展网上销售的药品电子交易场所，是实现药品交易电子化、信息化的重要载体。此类平台通常由单一医药企业或企业集团主导运营，面向广泛的下游买家，采用一对多的交易服务模式，有效促进了药品市场的流通与竞争。

#### （二）医药企业自建 B2B 型电子市场的条件

（1）依法设立的药品生产企业或药品经营企业；从事药品网络销售的，应当是具备保证网络销售药品安全能力的药品上市许可持有人或者药品经营企业。

（2）提供互联网药品交易服务的网站已获得从事互联网药品经营服务的资格。

（3）具有与开展业务相适应的场所、设施、设备，并具备自我管理和维护的能力。

（4）具有健全的管理机构，药品网络销售企业应当建立并实施药品质量安全管理、风险控制、药品追溯、储存配送管理、不良反应报告、投诉举报处理、网络与交易安全保障等完整的管理制度。

（5）药品网络销售企业应当向药品监督管理部门报告企业名称、网站名称、应用程序名称、IP 地址、域名、药品生产许可证或者药品经营许可证等信息。

（6）药品网络销售企业应当在网站首页或者经营活动的主页面显著位置，持续公示其药品生产或者经营许可证信息。

（7）药品网络销售企业展示的药品相关信息应当真实、准确、合法。

（8）具有完整保存交易记录的能力、设施和设备。

（9）药品网络零售企业应当对药品配送的质量与安全负责。配送药品，应当根据药品数量、运输距离、运输时间、温湿度要求等情况，选择适宜的运输工具和设施设备，配送的药品应当放置在独立空间并明显标识，确保符合要求、全程可追溯。

（10）具备网上查询、生成订单、电子合同等基本交易服务功能。

（11）具有保证网上药品相关信息、交易的资料和信息的真实性、准确性、合法性的完善管理制度、设施、设备与技术措施。

（12）能够建立在线药学服务制度，有两名以上熟悉药品、医疗器械管理法律、法规和药品、医疗器械专业知识，或者依法经资格认定的药师或其他药学技术人员能够开展处方审核调配、指导合理用药等工作，人员数量应当与经营规模相适应。

（13）药品网络销售企业对存在质量问题或者安全隐患的药品，应当依法采取相应的风险控制措施，并及时在网站首页或者经营活动主页面公开相应信息。

另外，通过自身网站与本企业成员之外的其他企业进行互联网药品交易的药品生产企业和药品批发企业只能交易本企业生产或者本企业经营的药品，不得利用自身网站提供其他互联网药品交易服务。

### （三）医药企业自建 B2B 型电子市场的功能

医药企业自建 B2B 型电子市场不仅限于网上进行药品采购和销售，而包括基于互联网、物联网、移动网络的医院、药房、连锁药店供药管理和综合的供应链信息管理，实现了医药价值链的医药全流程服务与智能化管理。具体功能包括以下几点。

（1）商品展示与智能化管理。

（2）在线交易。

（3）订单处理与物流追踪。

（4）客户关系管理与服务提升。

（5）咨询与售后服务。

（6）供应链管理与优化。

（7）财务管理与结算便捷化。

（8）数据分析与智能决策。

（9）广告宣传。

（10）合规运营与安全保障。

### （四）企业自建 B2B 型电子市场的交易流程

B2B（business to business）电子商务是指企业与企业之间的网络交易。交易从寻找和发现客户出发，企业利用自己的网站或网络服务商的信息发布平台发布买卖、合作、招投标等商业信息。借助 internet 超越时空的特性，企业可以方便地了解到世界各地其他企业的购买信息，同时也有随时被其他企业发现的可能。通过商业信用调查平台，买卖双方可以进入信用调查机构申请对方的信用调查；通过产品质量认证平台，可以对卖方的产品质量进行认证。然后在信息交流平台上签订合同，进而实现电子支付和物流配送。最后是销售信息的反馈，完成整个 B2B 的电子商务交易流程。

### （五）医药企业自建 B2B 型电子市场模式

在我国，医药企业自建 B2B 电子市场主要有两种基本模式。

**1. 以本企业为中心主导的模式**　制药企业或药品流通企业为本企业提供服务所建立的企业网站的模式基本上是大型的医药批发公司在自建网站平台发布药品批发价格，为下游客户提供透明、便捷的在线查询与采购渠道，此模式主要收益来源于向客户提供增值服务的服务费和交易中介费。

**2. 行业联盟交易所模式**　行业联盟交易所（consortium trading exchange，CTE）是由本行业中一些大型医药企业共同协作构建组成的超级电子市场，CTE 模式打破了单一企业的界限，把各医药企业的供应商和客户集中起来，实现了资源共享和优化配置。

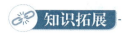 **知识拓展** --------------------------------------------------

**ERP 集成 B2B，打造产业互联**

在数字化时代，ERP（企业资源计划）系统与 B2B 电商平台的无缝集成成为企业提升竞争力的关键。传统企业中，各部门信息系统独立运行，形成"数据孤岛"，导致数据无法共享、流程无法协同，严重影响决策效率和业务响应速度。而 B2B 业务涉及多个参与方，业务流程复杂，需要通过 ERP 与 B2B 平台的集成，实现订单、库存、财务等数据的实时共享和流程协同，从而快速响应市场变化，提升客户满意度。若实现 ERP 与 B2B 系统的无缝集成，利用数据交换与映射技术，确保不同系统间数据的准确转换和实时同步；利用流程编排与自动化技术，优化业务流程，实现自动化处理；同时采用多重安全机制，保障数据传输和存储的安全性，既可以优化医药企业内部管理，还能够拓展医药企业业务边界，助力医药企业实现跨地域、跨行业的协同与发展。

--------------------------------------------------

## 三、实验步骤

### 步骤一：行业分析与平台规划

**1. 行业分析**　调研医药 B2B 市场现状，总结行业痛点（如库存周转、渠道层级）。

**2. 平台规划**　设计平台定位（如面向医院、药店或批发商），撰写需求文档。

建议使用工具：SWOT 分析模板、医药行业报告。

### 步骤二：平台功能模块设计

**1. 使用 Axure 等工具绘制平台原型**

重点设计以下几个内容。

（1）选择构建 B2B 型电子市场的模式　以本企业为中心主导模式或行业联盟交易所模式。

（2）药品信息库建设　需包含批准文号、GSP 分类等字段。

（3）订单与合同管理　支持电子签章、批量采购。

（4）价格管理　为不同客户群体设计价格梯度规则。

（5）合规审核流程　如资质上传、药品追溯码对接。

**2. 模拟搭建简易后台**　可用 Excel 或低代码平台，实现供应商入驻审核功能。

### 步骤三：合规与风险模拟

**1. 分组讨论**　医药数据安全要求（参照《中华人民共和国药品管理法》《药品网络销售监督管理办法》），设计平台数据加密方案。

**2. 风险模拟**　处理违规场景（如供应商资质过期订单拦截）。

### 步骤四：运营与数据分析

（1）利用模拟数据（如采购频次、客单价）分析平台交易趋势。

（2）设计营销策略（如定向促销、供应链金融服务）。

## 四、思考题

1. 医药 B2B 平台如何解决传统药品流通中的"多级分销"效率低下问题？请结合具体案例说明。

2. 批量采购功能中，如何设计价格梯度规则以鼓励大额订单？

# 实验二　医药企业自建 B2B 电子市场药品配送质量管理与追溯

## 一、实验目的

（1）通过本实验学习，掌握药品配送的质量与安全要求，了解相关政策与行业规范。

（2）具备设计 B2B 电子市场药品配送管理的技术实现方案能力，熟悉药品配送异常情况的处理流程。

（3）培养医药供应链管理的责任意识与合规思维。

## 二、实验原理

### （一）政策与行业规范

《药品经营和使用质量监督管理办法》第八条规定从事药品批发活动的，应当具备以下条件：有保证药品质量的质量管理制度以及覆盖药品经营、质量控制和追溯全过程的信息管理系统，并符合药品经营质量管理规范要求。

《药品经营和使用质量监督管理办法》第四十一条规定药品储存、运输应当严格遵守药品经营质量管理规范的要求，根据药品包装、质量特性、温度控制等要求采取有效措施，保证储存、运输过程中的药品质量安全。冷藏冷冻药品储存、运输应当按要求配备冷藏冷冻设施设备，确保全过程处于规定的温度环境，按照规定做好监测记录。

《药品经营和使用质量监督管理办法》第四十三条规定药品零售连锁总部应当建立健全质量管理体系，统一企业标识、规章制度、计算机系统、人员培训、采购配送、票据管理、药学服务标准规范等，对所属零售门店的经营活动履行管理责任。

《药品网络销售监督管理办法》第十条规定药品网络销售企业应当建立并实施药品质量安全管理、风险控制、药品追溯、储存配送管理、不良反应报告、投诉举报处理等制度。药品网络零售企业还应当建立在线药学服务制度，由依法经过资格认定的药师或者其他药学技术人员开展处方审核调配、指导合理用药等工作。依法经过资格认定的药师或者其他药学技术人员数量应当与经营规模相适应。

《药品网络销售监督管理办法》第十四条规定药品网络零售企业应当对药品配送的质量与安全负责。

《药品网络销售监督管理办法》第十六条规定药品网络销售企业对存在质量问题或者安全隐患的药品，应当依法采取相应的风险控制措施，并及时在网站首页或者经营活动主页面公开相应信息。

### （二）医药企业自建 B2B 电子市场药品配送质量管理原则

**1. 全程可追溯**　全程可追溯性是药品网络零售配送质量管控的重点内容。其核心在于通过 B2B 平台对药品从发货到签收的全链路信息进行实时采集与记录，包括但不限于时间节点、地理位置、温湿度数据、操作人员、包装状态等，确保了药品流向的透明化，当发生药品质量问题时，通过数据回溯快速定位问题环节、追溯责任主体，从而为监管部门、企业和消费者提供可信的证据链。

**2. 环境适应性**　药品的温湿度敏感性是其质量稳定性的关键影响因素。例如，生物制品、疫苗等药品需在 $2\sim8\,^{\circ}\text{C}$ 冷藏保存，而部分化学药品需避光、防潮。环境适应性原则要求企业根据药品特性，精准匹配运输工具与监测设备，确保运输环境始终符合药品储存要求，避免因环境波动导致药品失效或变质。

**3. 标准化操作流程**　标准化操作流程通过统一规范药品拣选、包装、运输、签收等环节的操作标准，减少人为因素导致的质量风险。其核心在于将复杂流程拆解为可量化、可执行的步骤，并通过培训、考核和监督确保全员执行到位。

**4. 风险预警与应急响应**　风险预警与应急响应通过实时监控例如温湿度超标报警，提前识别潜在风险并启动预案，将损失最小化。其核心在于构建"监测—预警—处置—复盘"的全链条防控体系，实现从"被动处理"到"主动防控"的转变。

### （三）实验技术支撑

以下列举了实验支撑技术（表 12 - 1）。

表 12 - 1　实验支撑技术列举表

| 支撑技术 | 具体实践路径举例 |
| --- | --- |
| 电子监管技术 | 为每盒药品赋予批次号、电子监管码或二维码等唯一标识技术，实现"一物一码"，扫码即可查询生产、流通、配送信息 |
| 温湿度监控 | 使用传感器（如 NB - IoT 温湿度探头）实时采集数据。数据上传至云端，超限自动报警 |
| 运输工具选择算法 | 基于药品特性（如冷链/非冷链）、运输距离、时效要求，动态匹配最优配送方案 |
| 物流追踪系统 | 集成 GPS 定位、温湿度传感器数据，实时上传至平台，生成可视化轨迹图 |
| 区块链追溯 | 配送关键节点（出库、中转、签收）数据上链，确保不可篡改 |

---

**🔗 知识拓展**

**区块链**

　　区块链（英文名：blockchain 或 block chain）是一种块链式存储、不可篡改、安全可信的去中心化分布式账本，它结合了分布式存储、点对点传输、共识机制、密码学等技术，通过不断增长的数据块链（blocks）记录交易和信息，确保数据的安全和透明性。区块链的特点包括去中心化、不可篡改、透明、安全和可编程性。每个数据块都链接到前一个块，形成连续的链，保障了交易历史的完整性。

---

## 三、实验步骤

### 步骤一：订单模拟与药品拣选

（1）在企业自建 B2B 平台上模拟生成订单，包含不同种类、数量的药品。

（2）物流规划师根据订单信息，在仓库中进行药品拣选，确保药品数量准确、质量合格。

### 步骤二：制订配送方案

（1）药品分类与运输要求匹配。选择不同类型药品，或教师给定药品信息，例如阿莫西林胶囊、人血白蛋白等药品信息，判断运输储存要求。

（2）运输工具选择算法模拟。设置不同的运输距离、运输时间和温控要求，制订配送方案。

（3）配置必要的设施设备，如温湿度记录仪、GPS 定位器等，确保运输过程中的环境监控与实时追踪。

### 步骤三：配送执行与监控

（1）规划安排配送，确保药品按时、按质、按量送达客户。

（2）通过物流追踪系统，实时监控药品配送状态，包括位置、温湿度等关键指标。

（3）如遇异常情况（如温湿度超标、运输延误等），立即启动应急预案，确保药品安全。

### 步骤四：异常处理

**1. 场景**　如运输途中温度升至 9℃，持续 30 分钟。

**2. 任务**　系统自动通知承运商切换备用冷藏设备；生成《温度异常报告》并标记药品批次。

### 步骤五：全程追溯验证

**1. 区块链追溯链构建**　设计模拟网络，记录关键事件，包括以下内容。

（1）出库时间。

（2）中转站温湿度数据。

（3）收货确认。

**2. 追溯查询实操**

（1）输入药品批号→查询运输全链路数据。

（2）验证区块链哈希值是否匹配。

### 步骤六：客户签收与反馈

（1）模拟客户签收药品时，核对药品信息、数量及包装完整性。

（2）收集客户反馈，评估配送服务质量，为后续改进提供依据。

## 四、思考题

某医药企业 B2B 平台在配送一批 2~8℃ 储存的疫苗时，温控系统显示运输途中温度曾短暂升至 9℃（持续 15 分钟）。请分析以下问题。

1. 根据 GSP 要求，应如何处理此异常事件？

2. 如何利用区块链技术确保后续追溯数据的可信度？

书网融合……

思考题参考答案　　　　微课　　　　本章小结　　　　习题

# 第十三章　医药企业自建 B2C 型电子市场

## 实验一　网上药店网页布局与用户体验优化 e 微课1

### 一、实验目的

（1）本实验旨在通过网上药店网页布局设计，深入领略网页布局的精髓，并强化对用户体验的全方位理解。通过系统学习并熟练掌握网页设计规范，熟悉网页的总体布局，能够合理安排网络布局中的各个组成元素，确保用户在浏览网页时能够顺畅地获取信息。

（2）提升对网页的布局与设计能力。通过本次实验，学会运用多种设计元素和技巧，掌握网页设计的基本理念，优化网上药店网页的设计与布局，从而提高对医药电子商务实际应用的深刻认识。

（3）树立以用户为中心的设计理念。能够充分考虑用户的需求、习惯和心理感受，将用户置于设计的核心位置。从而设计出能够真正满足用户需求、提升用户体验的网上药店网页，为未来从事医药电子商务相关工作或进行网页设计开发积累宝贵的实践经验。

### 二、实验原理

网页的总体布局：布局是网页设计的骨架，能够决定网页的整体效果。网上药店精心规划的网页布局，不仅能够确保用户能够高效、便捷地获取所需信息，而且合理的网页布局能够显著提升用户满意度和购买转化率。一般来说，网上药店的网页布局应该包括以下几个部分。

**1. 导航栏**　在网页的顶部设置导航栏，包括首页、药品分类、药品查询、关于我们等按钮，方便用户快速找到所需内容。

**2. 促销功能区**　包括热门商品和推荐、最新产品（新品上架）、特价产品区、促销产品、会员专区、销售排行榜、广告等。在网页的顶部设置轮播图，以展示药店的特色药品和促销活动，吸引用户的注意力。

**3. 药品分类区**　在网页的左侧或右侧设置药品分类区，一般包括中药材、中成药、西药、保健品等主要的药品品种。可按照药品的种类和剂型、保健品、医疗器械等多进行分类，方便用户查找所需商品，帮助用户快速定位产品。支持按药品类型、价格范围、品牌、功效、是否为处方药等条件进行筛选。

**4. 药品信息展示区**　在网页的中心位置展示药品的实物图和价格等信息，方便用户了解药品的外观和价格。网上药店应根据用户的浏览和购买历史，推荐相关药品。药店网站设计应该为消费者提供有关其销售药品的详细信息。每个药品的单独页面包括名称、适应证/功能主治、用法用量、禁忌、不良反应以及任何其他相关信息。该网站还应提供药品的清晰图像，以确保客户能够准确地看到他们正在浏览的商品。此外，如果客户的首选药品不可用或客户需要不同类型的药物，网站应提供相关或替代选项的建议。

**5. 处方审核区**　处方审核区提供了一个安全的上传处方门户，设有验证功能，检查处方的真实性，并确保药品的合法销售。该区域还应提供关于处方处理和数据安全处理的详细信息，确保了药品销售的

合规性和安全性

**6. 购物功能区**　包括有购物车和结账系统。购物车帮助用户查看已选择商品，并可以修改、删除商品，结账系统集成安全支付方式，确保用户交易的安全性和便捷性，支付系统应支持多种付款方式，并确保数据加密传输。

**7. 会员功能区**　网上药店一般实行会员制，消费者在购买药品时应先注册成为会员，才可以购买药品。注册成为会员的一般是长期有购买关系，是网上药店的稳定的消费用户群。用户登录/注册包括账户管理、订单历史、收货地址和支付方式管理功能。允许用户通过社交媒体账号快速注册和登录，提供药品分享到社交媒体的功能。药品提醒与用药跟踪提供提醒功能，提醒用户补充药品或按照处方服用。网上药店还应对其进行特定的会员服务如：优惠活动、打折信息、会员价、购物积分活动等。

**8. 客户支持区**　包括常见问题解答（FAQ）和在线客服。FAQ回答用户的常见问题，提供帮助。在线客服可以通过电话、电子邮件或实时聊天为用户提供即时帮助，确保用户问题能够及时解决。

**9. 药店信息展示区**　在网页的底部设置信息展示区，可以展示药店简介联系方式、售后服务等信息。药店简介是对网上药店所依托的实体药店的情况介绍，以增加顾客对网上药店的信任度，如同信任该实体药店一样，从而增加上网消费者点击率，提高购买率。添加"我们的团队"页面，附上执业药师和（或）执业医师的照片和简短简历，以及药房活动以及场地周围药房内部和外部的照片。药店的业务和位置信息（包括电话和传真号码、电子邮件地址、位置和社交媒体帐户）应战略性地放置在网站上，尤其是在主页上，即使在页面页脚也可能效果很好。

网页空间优化可以对医药电商绩效产生积极的正向影响。在有限网页空间内实现内容与布局的动态调整，可以显著提升药品销，此外，5G通信技术网络高速、数据传输高效的优势，能够促进人工智能、云计算、大数据、物联网等技术在医疗服务中的应用。未来网上药店可通过引入最新的设计理念和技术手段，如响应式设计、人工智能推荐系统等，进一步提升用户体验。

## 三、实验步骤

### 步骤一：环境准备
确保电脑具备正常上网条件，安装相关网页设计工具，了解网上药店网页布局的基本要求，并准备药品信息。

### 步骤二：模拟操作
使用网页设计工具创建网页项目，按照要求设计各功能区，如导航栏、促销功能区等。

### 步骤三：案例分析
分析知名网上药店网页布局，讨论其优缺点及对用户体验的影响。

### 步骤四：小组讨论
分组讨论网页布局对用户体验的影响，提出优化建议。

## 四、思考题

1. 如何平衡网页信息展示全面性与页面简洁性？
2. 怎样利用网页设计元素增强专业性和可信度？

## 实验二 网上药店服务设计与质量保证 ⓔ 微课 2

### 一、实验目的

（1）通过本实验学习，深入了解网上药店服务设计的各类要求。包括但不限于服务流程规范、界面设计原则、药品信息展示标准等，明确这些要求如何保障用户在购药过程中的效率与准确性，以及提升用户体验。其次，增强对医药电子商务服务模式的系统认知。探究网上药店与传统线下药店在服务提供、运营流程、客户互动等方面的差异与联系，熟悉网上药店在医药电子商务领域中的发展现状、趋势以及其在整个医药产业链中的定位。

（2）提升实际操作能力。通过模拟或实际参与网上药店服务流程设计项目，学会运用专业工具和软件进行界面布局设计、功能模块搭建，并能够针对不同用户需求制定相应的服务策略，优化购药环节中的诸如注册登录、药品搜索、下单支付、配送跟踪等流程，以及培养创新能力。对现有网上药店服务进行分析与思考，提出创新性的服务设计思路和解决方案，以满足用户日益多样化的需求，提升网上药店的竞争力。

（3）培养以用户为中心的服务理念。在服务设计过程中，始终关注用户的需求、偏好和痛点，培养从用户视角出发思考问题的习惯，将用户的满意度作为衡量服务设计成功的核心标准，具有能够设计出真正贴合用户需求、便捷高效的网上药店服务的能力。

### 二、实验原理

#### 网上药店的设计

**1. 网上药店网页的结构**

（1）网页的总体布局　布局是网页设计的骨架，能够决定网页的整体效果。一般来说，网上药店的网页布局应该包括以下几个部分：①导航栏；②促销功能区；③药品分类区；④药品信息展示区；⑤处方审核区；⑥购物功能区；⑦会员功能区；⑧客户支持；⑨药店信息展示区。

（2）药品搜索栏　使消费者在短时间里找到要买的药品是开展网上药店很重要功能设计。搜索框应当放置在网页顶部的显著位置，使其成为用户进入网站后最先看到的功能之一。在用户输入药品名称时，搜索框应提供即时建议或自动补全选项，减少用户的输入量，同时提高查询的准确度。可以根据价格、销量、用户评价等对查询结果进行排序，帮助用户根据不同需求找到合适的药品。允许用户按品牌、疾病种类、适用人群（儿童、成年人、老年人）等条件进行多维度、细化筛选，进一步提升用户的搜索体验。考虑到高龄用户或不熟悉打字的用户，药品查询系统可以集成语音搜索功能，提升用户体验。基于用户的浏览和购买历史，系统可以推荐相关药品、替代药品或促销产品，增强用户体验并增加销售机会。在用户查询某种疾病或药品时，可以提供相关健康咨询或药剂师建议，提高网站的服务水平和用户信任感。此外，网页上要有互动查询功能，可以按照药品的总的分类如目录、处方药、非处方药、科目、类型、功效、品牌、价格区间、剂型（片剂、胶囊、注射剂等）等进行药品分类查找。

（3）购药指南　购药指南说明消费者购药的基本流程，如：注册成为会员（或以非会员身份）→浏览商品→点击购买按钮加入购物车→购完所需商品后去收银台→检查购物车里面的商品信息，核实商品数量等信息→填写订单信息并输入收货人信息→选择付款方式→选择收货方式→确认订单→发送订单→购药完成（图 13－1）。

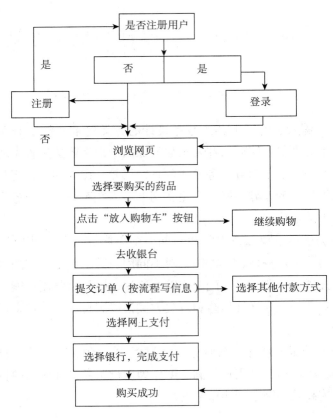

**图 13 - 1　网上药店购药流程**

（4）相关证书的标示　药品经营许可证、互联网药品信息服务资格证书、药品经营质量管理规范认证证书、营业执照、电信业务经营许可证等证书，使网上购药的用户更加信任网上药店、更加有安全感。

**2. 服务设计**

（1）订购方式　网上药店通常是网上订购，但也可以结合网上药店信息传播多样化的特点，在网站页面提供更多的、用户可多样化选择的订购方式。如①网上订购。②电话订购。③邮寄订购。④E - mail 订购。⑤手机短信订购。

（2）配送服务　科学合理的物流配送是药品电子商务模式线上线下融合的重要基础，为了确保药品的网络零售活动顺利进行，应该为药品物流配送制定相应标准，构建专业配送体系并持续进行优化，使药品零售运质量及效率得到有效改善。

通过配送服务确保药品从仓库发出后到达用户手中，保证配送时效性和药品质量。选择合适的物流供应商，尤其是针对冷链药品的专业运输服务。为用户提供标准配送、加急配送等多种配送方式选择服务。提供物流信息追踪服务，提供实时更新的药品物流信息，让用户掌握药品的配送状态。

配送方式具体可选择的包括：送货上门、快递以及用户直接提货。

（3）数据安全与隐私保护服务　数据安全与隐私保护贯穿用户购药的整个过程。通过此项服务，保护用户的个人信息和支付数据的安全。在订单提交和支付过程中，使用高级加密技术保护用户信息。通过隐私政策透明服务，向用户明确其个人数据的使用情况，并确保符合相关法律法规，而且网上药店应通过用户授权，合法使用其个人数据（如定制推荐）。

（4）交易条款　网上药店需要向用户说明以下交易条款：①有效性；②网上药店和用户之间的契约；③订单确认；④到款确认；⑤定价和商品状态；⑥适用的法律和管辖权；⑦安全、隐私保证。

（5）质量保证　网上药店应向用户承诺，用户在网上药店所购药品与在医院或药店所购药品具有同等的质量保证，含有质量保证书的商品按照保证书的承诺执行，其他商品按国家有关规定执行。网上药店需为商品退换提供明确保证，对于从网上药店售出的商品，用户如有不满意的地方，网上药店将负责退换。

（6）优惠活动说明　网上药店还可以实行会员级别管理，如分为铜牌会员、银牌会员、金牌会员。一般说来，网上药店可以根据注册用户在购买产品时，由网上药店送出一定的积分，用户积分达到相关等级时，系统将自动升级用户的会员级别，享受更高的会员级优惠。由于会员的级别不同，所享受的优惠政策也是不同的。

作为网上药店的会员，还可以参加由网上药店所举行的一系列优惠活动。作为某个网上药店的高级会员，在该网上药店进行消费，除部分特殊说明的商品外，均可在会员价的基础上，再获得更优惠的折扣。高级会员会在年底或特殊日子里时收到该网上药店送出的一些精美礼物，同时会不定期参加消费积分抽奖活动等。合适的价格下买到合适质量的产品会使消费者对平台购物产生好感，提升网络购物满意度。

### 3. 网上药店交易流程设计

（1）药师在线咨询　用户登录到网上药店的网站，就自己的病情向网上药店的药师进行在线咨询，可以通过网站上的订购电话，或者通过网站上的客户留言，BBS 论坛、聊天室之类的软件进行联系。通过咨询后，了解药品的适应证、价格等信息。确定自己要购买的药品之后，在网上药店查找相应的药品。

（2）用户进入网上药店查找相关药品　欲在网上药店购买药品的用户，浏览到相应的网上药店的网站，可以用以下的方法进行药品查找。①分类查找。②在索引栏中查找。③电话咨询查找。

（3）选购与订单生成　用户将选购的商品放入购物车，选择支付手段，便可以生成订单。订单属于法定合同文书，明确双方的权利义务以及违约责任，特别要明确对因产品信息的真实性、交易产品的质量、交易达成后产品的配送以及网络安全问题导致的用户利益受到损失时双方的责任约定。

（4）网上药店对订单的确认　网上药店通过后台数据库服务器生成订单，此时网上药店数据管理人员会时刻注意生成订单情况。数据库工作人员会通过与其实体门店相联系的药品数据库系统中查找，用户所订购的药品是否存在，将核实情况与订单交给药剂师。其中一名药剂师会与用户联系，以确认订单上的药品相关信息（如药品名称、药品分类、剂型、规格等基本信息），收货人相关信息（如姓名、联系方式、地址等）。如缺货，订单的取消权由用户决定。用户可以随时利用订单号，通过网上药店的浏览查询子系统对交易药品进行查询。

（5）网上药店提供配送等相关服务　订单确认完成后，网上药店要进行药品的配送，即药品的送达。依托实体药店的物流配送系统或企业可利用的合法有效系统，按照就近原则进行物流配送；也可以允许用户在网上订购后，自己到药店去进行提货。

此外，网上药店还可以提供一些增值服务来吸引用户。例如，可以提供在线咨询医生的服务，让用户在购买药品之前能够获得专业的建议。也可以提供健康资讯、疾病预防和治疗等方面的信息，帮助用户更好地了解和管理自己的健康状况。

另外，为了保证药品的质量和安全，网上药店应建立严格的质量控制体系，对供应商进行严格筛选，并定期对所售药品进行抽检。同时，还应该建立健全的售后服务制度，为用户提供退换货、投诉处理等服务。医药电子商务服务的本质是药事服务，应从保障药品质量和用药安全的角度出发建立 O2O 医药电子商务服务的质量管理目标，形成质量管理的总体思想，保障药品处方开具和用药指导的合法性与科学性，确保药品质量合格与运输安全等。

## 三、实验步骤

**步骤一：环境准备**

准备电脑和网络环境，选择知名网上药店平台，准备药品信息。

**步骤二：模拟操作**

模拟不同订购方式、配送服务、数据安全与隐私保护、质量保证等服务流程。

**步骤三：案例分析**

分析网上药店服务设计和质量保证的成功与失败案例，讨论其影响及启示。

**步骤四：小组讨论**

分组讨论优化网上药店服务设计的方法，提高服务质量。

## 四、思考题

1. 如何平衡服务便捷性和安全性以满足不同需求？
2. 怎样通过服务设计增强用户信任和满意度？

书网融合……

思考题参考答案　　　　　微课1　　　　　微课2　　　　　本章小结　　　　　习题

# 第十四章　基于第三方平台的网上药店的开展

PPT

## 实验一　第三方平台规则与费用的分析

### 一、实验目的

（1）通过本实验学习，掌握《药品网络销售监督管理办法》的核心条款、第三方平台费用的构成内容，熟悉第三方平台规则的相关内容，了解《北京市药品网络销售监督管理办法实施细则》《上海市药品网络销售监督管理办法实施细则》核心条款。

（2）具备第三方平台规则和费用查询、对比分析、归纳汇总、总结报告撰写能力；能够通过案例分析，为企业制定第三方平台的选择策略。

（3）培养遵纪守法的职业道德意识，培养注重细节的严谨工作态度，以及树立专业精进与服务至诚职业理念。

### 二、实验原理

#### （一）法律法规对第三方平台的相关规定

第三方平台规则的制定是以法律法规的要求为前提和原则的，法律法规对第三方平台的要求主要体现在《药品网络销售监督管理办法》和地方规范性文件上。

**1. 《药品网络销售监督管理办法》核心要素**

（1）第三方平台应当与药品网络销售企业签订协议，明确双方药品质量安全责任。

（2）第三方平台应当对申请入驻的药品网络销售企业资质、质量安全保证能力等进行审核，对药品网络销售企业建立登记档案，至少每六个月核验更新一次，确保入驻的药品网络销售企业符合法定要求。

（3）第三方平台应当建立并实施药品质量安全、药品信息展示、处方审核、处方药实名购买、药品配送、交易记录保存、不良反应报告、投诉举报处理等管理制度。

（4）第三方平台应当保存药品展示、交易记录与投诉举报等信息，确保有关资料、信息和数据的真实、完整，并为入驻的药品网络销售企业自行保存数据提供便利。

（5）第三方平台应当建立药品质量安全管理机构，配备药学技术人员承担药品质量安全管理工作。

**2. 《北京市药品网络销售监督管理办法实施细则》《上海市药品网络销售监督管理办法实施细则》核心要素**

（1）第三方平台需对申请入驻的药品网络销售企业进行全面资质审核，仔细查验企业营业执照、药品经营许可证、药品 GSP 认证证书等相关证件，确认其真实性、有效性及是否在规定的有效期内。

（2）第三方平台有义务严格监督入驻企业所展示的药品信息，保证其具备真实性、准确性和完整性，杜绝任何虚假、夸大宣传等可能误导消费者的行为，维护公平有序的药品网络销售环境。

（3）严禁在网站首页、医药健康行业板块首页以及平台商家店铺主页展示处方药的包装、标签等信息，同时，必须对购药人信息实行实名制管理。

（4）第三方平台应保存药品展示、交易记录与投诉举报等信息，保证资料、信息和数据真实、完整，并为入驻企业自行保存数据提供便利。相关记录的保存期限不得少于 5 年，且不能短于药品有效期满后的 1 年。

（5）若第三方平台承接电子处方，平台需对电子处方提供单位的具体情况展开详细核实，与其签订合作协议，并积极协助从事药品网络销售的企业对接互联网医院。

### （二）平台规则

平台规则是第三方平台为维护自身运营秩序、保障各方权益、提升用户体验而制定的一系列规范和准则。平台规则一般包含准入规则、商品管理规则和交易与售后规则等方面。

**1. 准入规则与行业合规要求**　医药产品直接关系公众健康安全，其经营需严格遵循法律法规。依据《中华人民共和国药品管理法》《药品网络销售监督管理办法》等规定，第三方平台制定准入规则时，要求网上药店具备《药品经营许可证》等资质，以确保经营主体合法合规。

**2. 商品管理规则与信息透明原则**　医药商品具有专业性、特殊性，消费者对药品信息的准确性、完整性需求极高。各平台依据《药品说明书和标签管理规定》，要求商家在商品展示时准确呈现药品通用名称、批准文号、用法用量、不良反应等关键信息。

**3. 交易与售后规则与消费者权益保护**　药品作为特殊商品，其质量、时效直接关乎消费者生命健康与安全，保障消费者权益不仅是行业发展的基石，也是法律与道德的双重要求。《中华人民共和国消费者权益保护法》《药品网络销售监督管理办法》等法规明确规定，经营者需确保商品质量、提供完善售后服务，第三方平台需承担相应监督与管理责任。

### （三）平台费用

第三方平台收取的费用是维持平台运营、提供服务以及实现盈利的重要资金来源，不同平台基于自身定位与运营模式，有独特的费用收取方式，一般有保证金、技术服务费、软件服务费（佣金）、其他费用（广告推广费、履约服务费等）。

**1. 保证金**　保证金是平台为保障消费者权益、约束商家规范经营而收取的费用。针对入驻商家是连锁大药房旗舰店、单体医药专营店、医药健康类企业等性质不同，不同平台规定的保证金不同，金额在 1 万 ~15 万不等。

**2. 技术服务费年费**　技术服务费是平台为维持系统稳定运行、提供技术支持与服务而向商家收取的费用。不同平台的此项费用设置各有特点，药品类目的技术服务年费与医疗器械类目的技术服务年费也有所差别，技术服务费金额在 1 万 ~5 万不等。

**3. 软件服务费（佣金）**　软件服务费，即佣金，是平台为商家提供交易服务、流量支持等价值的回报。佣金最常见的是按销售额抽成。按照销售额抽成是根据网上药店在第三方平台上的药品销售总额，抽取一定比例的佣金，具体扣点比例因店铺类型、商品类目、品牌资质而异，平台一般在与商家签署合作协议中明确，比例在 2.5% ~30% 不等。

**4. 其他费用**　除核心费用外，第三方平台针对医药商家还设置广告推广费、履约服务费等其他费用。这些费用不仅反映平台的盈利模式，也体现了商家在流量竞争与服务保障中的投入需求，各平台呈现出显著的差异化特征。

广告推广费是商家流量争夺与精准营销的成本投入，常见计费方式有按点击付费（CPC）、按千次展示付费（CPM）等，费用高低取决于市场竞争程度、关键词热度等因素。CPC 费用在 0.3 ~3 元不等，CPM 费用为 3 ~15 元。

履约服务费是保障药品及时送达的服务成本，根据配送距离、订单重量、配送时段、天气状况等而异，费用在 2 ~ 15 元不等。

## 三、实验步骤

### 步骤一：典型第三方平台规则和费用分析

**1. 平台规则与平台费用对比分析（分组任务）**　每组依次从天猫、京东、拼多多、美团第三方平台选择 1 家分析其平台规则和费用，制作对比分析表（表 14 - 1）。

表 14 - 1　平台规则与平台费用对比分析表（示例）

| 典型平台 | 平台规则 | 平台费用 |
| --- | --- | --- |
| 天猫 | (1) 商家入驻规则：商家需具备合法的企业资质，提供营业执照、税务登记证等相关证件<br>(2) 商品管理规则：商品信息展示必须严格遵循《药品说明书和标签管理规定》<br>(3) 交易流程规则：实行处方药实名购买制度。订单处理方面，商家需在规定时间内确认订单、发货，并及时上传准确的物流单号和物流信息<br>(4) 对于退换货请求，商家需按照平台规定的退换货政策处理<br>(5) 违规处理规则：针对商家的违规行为，制定严格的处罚措施。对于情节一般的违规行为，将首次下架相关商品，并给予 2000 元违约金处罚；情节严重的，除支付违约金，还将扣除商家 12 分；情节特别严重的，将直接清退相关商家 | (1) 保证金：一般药品专营店，保证金在 10 万元左右，品牌旗舰店保证金为 5 万元<br>(2) 佣金：天猫按照商品类目收取 2% ~ 6% 的佣金<br>(3) 技术服务费：3 万 ~ 6 万元<br>(4) 广告推广费：按点击付费（CPC）费用 1 ~ 8 元，按千次展示付费（CPM）费用 3 ~ 15 元<br>(5) 履约服务费：同城配送费用为 5 ~ 8 元，跨省配送费用在 10 ~ 15 元。如冷链配送的药品，每单需额外支付 3 ~ 5 元的冷链运输费用 |

**2. 归纳汇总**　各小组对以上四家平台的规则和费用内容进行归纳汇总。

**3. 输出成果**　第三方平台规则和费用对比报告。

### 步骤二：案例分析与平台选择

**案例一**：某企业是一家拥有超 500 家线下门店的大型连锁医药企业，经营品类丰富，品牌知名度高，供应链成熟稳定，具备完善的仓储物流体系和专业的药师团队。企业主要依赖线下门店销售，线上业务仅在自有官网开展，但流量和销量有限。为拓展线上市场，计划入驻第三方平台，来提升品牌线上影响力，同时借助平台流量和用户资源，进一步优化客户服务。然而，由于企业规模较大，在平台选择上需考虑入驻成本，以及与自身品牌定位的契合度。

**案例二**：某企业是一家专注于销售高性价比非处方药和家庭常用医疗器械的初创企业。企业资金有限，仓储物流能力较弱，但产品价格优势明显，且在选品上注重满足年轻家庭日常健康需求。目前，企业缺乏线上销售渠道和品牌知名度，急需通过第三方平台打开市场。对于该企业来说，面临的挑战是如何在有限预算内选择合适的平台，以较低成本获取流量和订单，同时借助平台资源提升品牌曝光度。在平台选择时，需要重点关注平台的入驻门槛、推广费用以及目标用户群体与自身产品的匹配度。

**案例三**：某企业是一家有着 30 年历史的传统中医药企业，专注于中药材、中药饮片、中成药以及传统养生膏方的生产与销售。企业拥有自己的药材种植基地，严格把控药材质量，并且传承古法炮制工艺，产品在业内口碑极佳。然而，依靠线下门店和老客户口口相传，市场覆盖范围有限。企业在拓展线上渠道面临诸多难题，一是中医药产品需要专业的中医药知识讲解和咨询服务，如何在平台上有效传递这些信息是一大挑战；二是中药产品的品质受产地、年份、炮制工艺等多种因素影响，在平台上展示和描述产品时，难以让消费者直观感受产品优势。企业希望找到一个能够精准触达目标客户、重视中医药文化推广，并且能提供专业营销工具和服务的第三方平台。

分析案例中企业的情况和诉求，制定第三方平台的选择策略。

小组互评制定的策略，指出策略是否合理并给出建议。

## 四、思考题

1. 医药电商企业在某第三方平台投入大量广告推广费后，虽然流量有所提升，但实际销售额增长不明显。针对这种情况，企业可以从哪些方面进行优化改进？

2. 随着医药电商行业发展，一些第三方平台开始探索"线上问诊 + 药品销售"的模式。对于计划拓展该业务的医药电商企业，在选择平台时需要重点关注平台的哪些资源和能力？

# 实验二　网上药店品牌视觉形象打造 📱微课

## 一、实验目的

（1）通过本实验学习，掌握法律法规对网上药店品牌视觉形象规定的核心条款、品牌视觉形象的构成要素、打造第三方平台网上药店品牌视觉形象的内容，熟悉品牌与品牌视觉形象的概念，了解品牌视觉形象设计原则、第三方平台品牌视觉形象设计规范。

（2）具备网上药店店铺首页设计、商品详情页设计、促销活动页面设计、店铺装修风格设计能力；能够通过案例分析，为企业打造适合的品牌视觉形象。

（3）培养遵纪守法的职业道德意识，提升审美与创意素养，强化团队协作意识，树立用户导向与服务意识。

## 二、实验原理

### （一）法律法规对网上药店品牌视觉形象的相关规定

我国对医药行业制定了严格的法规和政策，网上药店在打造品牌视觉形象过程中，必须严格遵循相关法规要求。在品牌标识设计、店铺界面设计和装修风格上需传递出合法、合规、专业、可靠的品牌视觉形象。

**1.《药品网络销售监督管理办法》核心要素**

（1）药品网络销售企业应当在药品销售页面的显著位置，设置专门用于发布药品信息的药品信息展示区域，展示的药品信息应当全面、准确、清晰，并与药品注册证书或者备案凭证、药品包装标签等相关内容一致。

（2）提供互联网药品信息服务的网站，不得发布麻醉药品、精神药品、医疗用毒性药品、放射性药品、戒毒药品和医疗机构制剂的产品信息。

（3）提供互联网药品信息服务的网站发布的药品（含医疗器械）广告，必须经过药品监督管理部门审查批准。并且药品广告的内容必须以国务院药品监督管理部门批准的说明书为准，不得含有虚假的内容。

**2. 其他法律法规核心要素**

（1）《关于规范处方药网络销售信息展示的通知》规定，处方药销售主页面、首页面不得直接公开展示包装、标签等信息。

（2）《药品、医疗器械、保健食品、特殊医学用途配方食品广告审查管理暂行办法》规定，药品广告的内容应当以国务院药品监督管理部门核准的说明书为准。药品广告涉及药品名称、药品适应证或者功能主治、药理作用等内容的，不得超出说明书范围。

（3）《中华人民共和国红十字标志使用办法》规定，红十字标志不得用于商标或者商业性广告、药店、商品的包装、公司的标志等情形。

（4）《中华人民共和国广告法》规定，广告不得含有虚假或者引人误解的内容，不得欺骗、误导消费者；药品广告的内容不得与国务院药品监督管理部门批准的说明书不一致，并应当显著标明禁忌、不良反应。

### （二）网上药店品牌视觉形象打造的理论基础

**1. 品牌与品牌视觉形象的概念**　品牌是一种用以区别不同生产者或销售者所生产或销售的产品或服务的标志、名称、术语、象征、设计或其组合。品牌视觉形象是品牌在视觉层面上的呈现，是通过一系列视觉元素和设计手法，将品牌的理念、价值、个性等抽象内涵转化为直观、可感知的视觉符号系统，以在目标受众心中形成独特而鲜明的印象。

**2. 网上药店品牌视觉形象设计原则**

（1）统一性原则　网上药店的品牌视觉形象要在网站界面、APP 界面、宣传海报、商品包装等方面保持统一。色彩搭配、字体选择以及图形元素的运用，要形成一致的风格。

（2）独特性原则　品牌视觉形象需要具有独特性，以区别于其他竞争对手，来吸引消费者的注意，加深对品牌的印象。

（3）适应性原则　品牌视觉形象要能够适应不同的应用场景和媒介，确保品牌形象的完整性和清晰度。

（4）情感性原则　品牌视觉形象要能够与消费者产生情感共鸣，通过色彩、图形等元素传达品牌的情感价值，让消费者在视觉体验中感受到品牌的关怀和温暖。

**3. 网上药店品牌视觉形象构成要素**

（1）标志（logo）　标志是品牌的核心视觉元素，通常由文字、图形或它们的组合构成，是品牌理念、价值和个性的浓缩体现。一个优秀的网上药店品牌标志应简洁明了、易于识别和记忆，同时能够体现医药行业的特性和品牌的核心价值。

（2）色彩　色彩具有强大的心理暗示和情感传递作用。在网上药店品牌视觉形象设计中，色彩的选择至关重要。医药行业常用蓝色、绿色等色彩，再结合品牌定位和目标受众选择其他辅助色彩，形成和谐统一的色彩体系。

（3）字体　字体是品牌视觉形象中文字信息的载体，不同的字体风格能够传达出不同的品牌气质。在网上药店中，标题字体一般选择具有较强视觉冲击力的字体，以突出重点信息；正文内容一般选择清晰易读的字体，确保消费者能够准确获取药品信息。

（4）图形与图像　图形和图像能够直观地传达信息，增强视觉吸引力。网上药店可以运用药品实物图片、健康生活场景图等丰富视觉内容。图形图像设计可以结合品牌标识和主题，创造出独特的视觉元素，提升品牌的辨识度和趣味性。

### （三）打造第三方平台网上药店品牌视觉形象

**1. 店铺首页设计**　首页是网上药店的门面，是吸引用户停留和进一步浏览的关键。首页布局需符合用户浏览网页的视觉动线，页面顶部设置导航栏，方便用户快速找到所需功能。核心展示区域，依次分布轮播图、特色产品推荐区、促销活动展示区，底部设置用户评价区和品牌故事板块，增强信任感与品牌认知。且各板块之间留有合理的分隔，避免信息过于拥挤，保证页面的整洁，增加用户浏览的舒适感。

**2. 商品详情页设计**　商品详情页是用户了解商品详细信息并决定是否购买的重要页面，商品详情页的排版布局要简洁明了，便于消费者阅读。页面内容要全面、准确，包括药品的名称、规格、功能主治、用法用量、不良反应、注意事项、生产厂家、批准文号等信息。商品图片需清晰、真实、具有吸引力，能够准确展示药品的外观、包装和细节信息，必要时可以添加视频介绍，让用户更直观地了解产品。还可以加入用户评价、使用案例、相关产品推荐等模块，增强用户的信任感和购买意愿。

**3. 促销活动页面设计**　促销活动页面是网上药店为吸引用户购买、提升销量而专门设计的营销型页面，有着传递品牌调性、整合促销信息、引导用户转化、建立用户信任的作用。促销活动页面往往通过吸引用户眼球且符合品牌定位的视觉设计，逻辑清晰且重点突出的信息架构，简单且流畅的交互操作步骤等手段，集中展示促销信息、商品优惠和活动规则，激发用户的购买欲望，缩短决策路径。

**4. 店铺装修风格设计**　店铺装修风格是指通过对色彩、字体、图像、布局、交互等视觉与体验元素的系统性设计，塑造品牌独特形象、传递价值主张和服务理念，并引导用户行为的整体视觉呈现方式。网上药店装修风格需紧密贴合医药行业属性（专业性、安全性、合规性）与目标用户需求，同时平衡品牌调性与功能实用性。

**5. 品牌故事强化**　在店铺主页、商品详情页等显著位置，讲述品牌的起源、发展历程、核心价值观以及使命等，将品牌故事与商品特点深度融合，让消费者了解品牌的背景和理念，增强消费者的情感共鸣，提升转化率。

## 三、实验步骤

### 步骤一：根据实验背景进行品牌视觉形象分析

**1. 实验背景**　某连锁药店入驻第三方平台后，在品牌建设与营销转化方面遭遇多重阻碍。从品牌形象设计来看，"蓝白主色调＋药品堆砌"的模板化设计致使其与众多药店趋同，缺乏辨识度与吸引力，用户停留时长不足15秒，难以产生兴趣并深入了解商品与服务。在品牌认知传递上，未能充分挖掘并展现"老字号中药馆"的悠久历史与专业服务特色，导致消费者对品牌定位和优势认知模糊，无法建立情感共鸣与信任。而在大促期间，尽管获得高流量，但成交率仅1.2%，页面跳出率达65%，留不住用户，促销转化率低。

**2. 实验分析（分组任务）**　每组根据实验背景进行分析。

（1）用户痛点洞察　年轻用户一般关注便捷性与设计美感，对传统医药视觉无感；中老年用户往往重视信任感与信息易读性，品牌形象设计需突出药品资质与药师服务特性。

（2）品牌调性错位　该药店未利用"老字号"优势，视觉风格与普通药店无差异，缺乏用户情感共鸣点。

### 步骤二：打造差异化品牌视觉形象策略

差异化品牌视觉形象策略示例如下（表14－2）。

表14－2　差异化品牌视觉形象策略（示例）

| 维度 | 实验操作参考 |
| --- | --- |
| 打造视觉符号体系 | （1）标志设计：融合"古印章＋草本植物"元素（如品牌名书法字体＋人参叶片图案），体现中药文化底蕴<br>（2）辅助图形：设计"祥云＋药罐"底纹，用于页面边框、按钮等细节，强化品牌记忆点 |
| 优化用户体验 | （1）首页动线设计：首屏设置短视频轮播"中药炮制工艺"，以传递专业性，下方设"在线问药师"浮动按钮，以突出服务的差异化；核心区域分"经典方剂"与"时令养生"专区，用古风插画区分品类；底部展示"百年药店故事"图文＋医师团队合影，增强用户信任感<br>（2）色彩与字体设计：主色调使用传统中药色黛青色＋传递温暖感的琥珀色；标题字体选用现代感与古典韵味结合的"汉仪粗圆简"，正文用"微软雅黑"，确保易读性 |
| 创新促销页面 | （1）设计主题页：设计"节气养生专场"主题页，以二十四节气插画为背景，搭配"药师推荐套餐"（如"立秋润肺组合"），用场景化视觉激发情感需求<br>（2）突出合规促销：在优惠信息旁标注"本品为OTC药品，请按说明书使用"，避免误导 |

小组互评制定的策略，指出策略是否合理并给出建议。

## 四、思考题

1. 在店铺装修风格设计中，如何平衡"医药行业属性"与"品牌调性"并举例说明？

2. 为什么处方药网络销售的主页面、首页面不得直接公开展示药品包装和标签信息？结合法规说明其意义。

书网融合……

思考题参考答案

微课

本章小结

习题

# 第十五章　网络药品消费者行为

## 实验一　网络药品消费者画像构建与精准营销策略设计  微课1

### 一、实验目的

（1）通过本实验学习，掌握消费者画像构建的核心要素类型，掌握精准营销策略的设计方法和步骤；熟悉药品电商领域的特殊性、法律法规、用户决策路径等。

（2）能够熟练使用数据分析工具进行消费者消费行为的各类数据分析；学会设计并优化营销策略方案。

（3）培养数据驱动决策的思维，提升职业信息素养；强化药品营销的伦理与合规意识，提升合规经营意识。

### 二、实验原理

#### （一）消费者画像构建的核心要素

分析网络药品消费者画像的核心要素，并根据分析结果进行精准营销，可提升精准营销效率，降低运营成本，优化用户体验，增强用户黏性。

**1. 人口特征统计**　用户的基础身份信息直接影响消费需求与决策。

（1）年龄　年轻群体更倾向通过移动端完成即时购药，偏好非处方药、保健品及隐形健康产品，注重平台互动与促销活动；中年消费者关注慢性病管理药品，重视品牌资质和用户评价；老年用户大部分由子女代购，偏好图文指引清晰的界面，对心脑血管类药品需求较高。

（2）性别　女性更关注妇科、美容类药品及保健品，倾向多渠道比价，注重图文详情和用户评价，偏好参与直播促销；男性多选购补肾、运动补剂类产品，决策效率高，重视品牌权威性及配送时效。两性均关注隐私保护，但女性对客服咨询依赖度更高，男性更倾向自助式购药流程。

（3）地域　一线城市偏好进口药、保健品类及智能健康设备，注重配送时效；非一线城市更关注慢性病用药及平价中成药，依赖图文指引和促销活动。东部沿海地区倾向跨境购药，中西部对物流覆盖敏感度高。农村用户多选购家庭常备药，偏好语音客服及货到付款，地域性流行病相关药品需求差异显著。

（4）职业　白领偏爱保健、减压类产品，倾向夜间下单，注重隐私配送；蓝领多购外伤药及职业病相关药品，偏好低价套餐与货到付款。医疗从业者更关注处方药资质及成分说明，倾向专业平台；自由职业者高频回购养生中药，偏好直播秒杀。

（5）收入　高收入群体倾向跨境购药、高端保健品及智能健康管理服务，注重私密配送；中等收入群体偏好慢性病复购与折扣套餐，依赖比价工具；低收入用户多选购基础药物及低价OTC，倾向分期支付与社区拼单。消费力差异驱动服务需求显著分化。

**2. 行为数据**　用户在平台上的交互行为，反映真实需求与偏好。

（1）浏览行为　高频搜索慢性病药物、保健品的用户易受精准推荐影响，页面停留时长与转化率存在高相关性；反复比价、收藏药品者多选择满减促销时下单。浏览隐私保护政策页面的用户更关注匿名购药服务，而查看用户评价详情的群体对品牌信任度要求更高。平台通过行为数据分析优化 AI 推荐算法，针对性推送用药指南、直播科普等内容，可显著提升复购率与高单价健康产品成交率。

（2）购买行为　高频复购的慢性病患者对自动续订、优惠提醒敏感，价格敏感型用户紧盯折扣专区与满减活动。高客单价用户倾向组合购买保健品与智能监测设备，决策前多触发客服咨询及测评对比。处方药购买者更关注处方审核时效与隐私配送，非处方药用户易受关联推荐影响。平台基于消费数据分层推送定向优惠券，并通过分期支付促进高价产品转化，同时强化复购的黏性。

（3）互动行为　互动行为显著驱动网络药品消费转化。参与直播问诊、健康社区讨论的用户，复购率显著提升；高频咨询客服者更易触发处方药及高价保健品下单。评论互动可增强品牌信任，用户生成内容可直接影响新客决策。健康打卡与用药反馈行为推动平台个性化推荐，精准匹配慢性病管理方案。年轻群体偏好社交裂变活动，中老年依赖图文客服指导，互动形式差异能够反向塑造平台服务的分层策略。

**3. 心理特征**　用户的价值观、健康意识与消费心理等心理特征深度影响网络药品消费者行为。

（1）健康管理态度　高健康意识群体偏好预防性保健品、智能监测设备及个性化用药指导，倾向订阅制服务；治疗导向型用户聚焦慢性病药物复购与跨境新药追踪，依赖专业测评。被动管理人群易受促销推送驱动，多购低价 OTC；养生爱好者关注药食同源产品与直播科普。平台可通过健康问卷进行分层用户，针对性推送用药提醒与健康方案，强化用户黏性与高附加值产品转化。

（2）价格敏感度　价格敏感度显著分化网络药品消费层级。高敏感群体紧盯折扣专区、满减活动及仿制药，依赖比价工具与历史价格追踪；低敏感用户偏好原研药、跨境新特药及组合健康方案，愿为品牌溢价与极速配送付费。中等敏感者倾向会员积分抵扣与订阅制优惠，同时关注疗效认证。平台可通过动态定价策略分层运营，利用限时秒杀吸引价格驱动型用户，以专业测评推动高净值客户转化，从而实现消费场景精准匹配。

（3）风险厌恶程度　高厌恶者偏好官方旗舰店购药，严格核查资质与用户评价，倾向货到付款及处方审核服务；低厌恶者愿尝试跨境新药与小众品牌，接受预售模式。前者高频触发客服咨询，后者更依赖自助流程。平台通过正品险、极速退款等分层保障策略降低消费者决策风险，同时以智能用药提醒与疗程包设计缓解用户健康焦虑，从而推动高黏性消费转化。

**4. 场景与环境**　用户所处的物理或社会场景对消费行为产生重要影响。

（1）购买场景　急症患者追求极速配送与智能问诊，倾向高价 OTC；慢性病用户偏好自动续方与疗程折扣套餐。养生场景驱动保健品类关联销售，家庭常备药选购多叠加满减。夜间购药者更关注隐私包装与自助服务，跨境购药场景则聚焦原研药比价与清关时效。平台通过场景化界面设计及 AI 分诊导购，可实现需求精准触达与高转化。

（2）社会关系　家庭健康管理者主导慢性病用药复购，代际差异驱动子女代购老年药品；职场群体易受同事影响购买保健品，社区健康信息传播促进家庭常备药拼单。平台可通过家庭账户共享、社群拼团等机制强化关系链消费的转化。

（3）政策环境　处方药网售政策松绑推动慢性病药品线上复购激增，医保双通道机制加速平台接入医保支付场景。广告法限制促使品牌转向专业科普内容营销，溯源体系强化消费者对旗舰店信任。政策导向可直接塑造品类增长曲线与用户决策安全阈值。

### （二）精准营销

精准营销是医药企业通过数据驱动实现健康服务高效匹配的最有效方式。面对药品消费的高专业性、强监管性，精准营销能基于用户健康数据，为不同群体定制服务，构建健康需求的精准供给闭环，从而降低营销成本，增强用户信任感，实现商业价值与社会责任的双重落地。

**1. 核心运行机制** 精准营销的核心运行机制主要包括用户画像建模、需求预测算法和场景化匹配引擎。

（1）用户画像建模 用户画像建模是通过整合和分析用户数据，构建标签化的用户模型，以实现对用户的精准识别和分类的技术。其核心是将用户特征、行为和偏好等信息抽象为标签，从而支持企业个性化服务、精准营销等。用户画像建模的步骤包括数据采集与整合、数据清洗与预处理、标签体系设计、特征工程与模型训练、画像生成与验证、应用与迭代优化。

（2）需求预测算法 精准营销的需求预测算法旨在通过多维数据分析，精准识别个体或细分市场的潜在需求，优化营销策略。应用统计模型、机器学习、深度学习、聚类分析等算法模型进行需求预测。

（3）场景化匹配引擎 场景化匹配引擎是精准营销的核心技术，通过实时解析用户所处场景，动态关联商品、服务与用户需求，实现场景、人、货三者的智能适配。应用动态匹配算法，进行实时计算，触发个性化推送或优惠策略。

**2. 精准营销策略** 是一种以数据驱动为核心的现代营销方法，旨在通过精细化分析用户特征与行为，在合适的时间、场景及渠道向特定群体或个体传递高度相关的内容或服务，从而提升转化率、客户忠诚度及资源利用效率。

（1）基于用户生命周期的分层策略 是一种通过划分用户所处生命周期阶段，并针对不同阶段设计差异化运营手段的数据驱动方法。将用户划分为获客期、激活期、留存期、变现期、流失期，并通过营销自动化平台分阶段触发触达动作，结合用户实时行为即时干预的策略。

（2）基于消费行为的 RFM 策略 是一种客户价值分析工具，旨在通过用户的消费历史数据细分群体，优化营销资源分配。它围绕三个核心指标构建：recency（最近消费时间）、frequency（消费频率）和 monetary（消费金额）。

recency（R）：衡量用户最近一次消费的时间间隔；间隔越短，表明客户越活跃，复购可能性越高。

frequency（F）：统计一定周期内的消费次数；频率越高，客户忠诚度和依赖性越强。

monetary（M）：计算累计消费金额；金额越大，客户对企业的贡献价值越突出。

（3）基于地理位置的 LBS 策略（location‐based services strategy） 是指利用定位技术获取用户实时位置信息，结合地理信息系统和大数据分析，为用户提供定制化的服务或营销方案，以提升用户体验和商业效率。

（4）基于社交关系的裂变策略 是一种通过用户社交网络实现产品或服务传播的营销方法，其核心是利用用户社交影响力，以低成本驱动指数级用户增长。通过设计激励机制与分享机制，将用户转化为传播节点，形成老带新的传播链条。

（5）基于内容兴趣的推荐策略 是一种通过分析用户对内容的偏好特征，结合其历史行为数据，向其推荐相似或相关内容的个性化技术。其核心目标是内容与人精准匹配，提升用户参与度与满意度。

## 三、实验步骤

### 步骤一：数据收集

教师提供模拟数据集，包含用户年龄、性别、浏览记录、购买药品类别、消费金额、复购周期等字段。

**步骤二：消费者画像构建**

学生分组进行消费者画像构建，使用聚类算法或 RFM 模型等方法划分用户群体，输出典型用户标签，制作画像看板，展示各群体特征。

**步骤三：精准营销策略设计**

针对不同分群用户进行营销方案设计，撰写营销方案。

## 四、思考题

1. 用户画像建模包括哪些步骤？
2. 什么是基于消费行为的 RFM 策略？

# 实验二　医药电商用户购后行为分析与忠诚度提升  微课2

PPT

## 一、实验目的

（1）通过本实验学习，掌握消费者购后行为分析理论，熟悉客户忠诚度评价体系，了解常用数据分析工具。

（2）能够独立完成用户行为数据清洗与预处理，能运用 KANO 模型分析用户满意度要素，学会设计用户复购激励方案，能够撰写数据分析报告。

（3）培养在医药电商领域的合规意识，提升基于数据的决策思维，增强用户同理心与服务意识，提升医药健康服务的责任感，培育团队协作与沟通能力。

## 二、实验原理

### （一）消费者购后行为分析理论

应用消费者购后行为分析理论指导企业经营，可精准识别用户需求痛点，优化产品设计，制定精准营销策略，从而降低客户流失率，提升复购率。

**1. 期望确认理论**　期望确认理论是解释消费者满意度形成机制的核心理论。其核心观点是消费者满意度取决于购后实际体验与购前期望的对比结果，并进一步影响其忠诚度。该理论广泛应用于电子商务、服务业等领域，尤其在分析用户复购行为时具有重要价值。

**2. 归因理论**　归因理论是社会心理学中的重要理论，旨在解释个体如何理解和推断自身或他人行为的原因。归因理论的核心观点是：人们倾向于通过逻辑推理或主观判断，将行为结果归因于特定因素，进而影响后续情绪、动机和行为。归因的"三维度模型"：控制点、稳定性和可控性。归因理论为理解人类行为动机提供了系统性视角。

**3. 沉没成本效应**　沉没成本效应是行为经济学中的经典概念，指人们在决策时因过度关注已投入且无法回收的时间、金钱或精力，而继续坚持不理性的行为，即使未来可能面临更大损失。这一现象揭示了人类决策中的非理性偏差。沉没成本本质是过去的支出，理性决策应仅考虑未来收益与成本。但受心理因素影响，人们常因不愿浪费或避免后悔的心态，选择追加投入，试图证明先前选择的正确性，导致陷入越投入越难放弃的恶性循环。理解沉没成本效应有助于规避非理性决策，提升资源利用效率，对个人成长、企业管理及公共政策制定均有重要意义。

**4. 用药依从性模型**　用药依从性指患者用药行为与医嘱的一致性，包括正确剂量、频率和时长。

依从性模型认为，患者是否遵循用药方案受认知因素、心理因素、社会支持、实用障碍等因素交互影响。该理论是解释患者为何遵循或偏离医嘱用药行为的理论框架，旨在分析影响药物依从性的多维度因素，并为提升治疗效率提供策略指导。该模型融合心理学、行为学和社会学理论，强调患者行为决策的复杂性。临床中可通过模型识别患者依从性低的原因，并设计针对性干预。用药依从性模型揭示了健康行为的多维性，对优化医疗实践具有重要意义。

（二）忠诚度理论

医药电商企业深入理解客户忠诚度理论，对提升用户终身价值、降低合规风险、优化运营效率、构建竞争壁垒具有重要意义。理解忠诚度理论，实质是掌握专业服务和数据智能的双轮驱动逻辑，并在合规框架下将医疗特殊性转化为用户黏性，最终实现商业价值与社会价值的双赢。

**1. 四阶段忠诚模型**　四阶段忠诚模型是客户忠诚度研究领域的经典理论。该模型将客户忠诚的形成过程分解为认知、情感、意向和行为四个递进阶段，揭示了客户从初次接触品牌到产生稳定依赖的动态发展规律。①认知忠诚：客户基于理性分析对品牌产生初步认可，表现为信息收集与对比决策。②情感忠诚：客户对品牌产生情感偏好，表现为使用过程中的愉悦感与心理认同。③意向忠诚：客户产生持续选择的承诺意愿，但尚未形成稳定行为模式。④行为忠诚：客户形成重复购买习惯，并主动抵抗替代品牌的吸引力。该模型为医药电商提供了从流量转化到深度运营的系统框架，尤其在慢性病管理、OTC药品复购等场景中具有显著指导价值。

**2. 关系营销理论**　关系营销理论主张企业应通过建立、维护和增强与客户的长期互信关系实现可持续经营，其核心逻辑是客户关系即资产。在医药电商场景中，这一理论对提升用户忠诚度具有着特殊意义。①信任构建：医药电商企业需通过专业资质公示、药品全链条追溯等透明化举措建立信任基础。②价值共创：企业用药指导专业技术人员与慢性病患者共同制订用药计划，通过健康数据反馈优化服务，形成双向价值交换。③承诺强化：医药电商企业通过设计会员等级体系，利用沉没成本增强用户黏性。

**3. 心理契约理论**　心理契约理论强调客户与企业之间除显性合同外，还存在基于信任的非书面化隐性契约。这种契约以相互责任与期望为核心，深刻影响客户忠诚度。在医药电商领域，该理论对构建医患信任关系具有特殊价值。

**4. KANO模型**　KANO模型是一种基于用户需求分层的质量管理工具。该模型通过量化用户对产品或服务属性的满意度差异，将需求划分为五大类别，揭示功能实现与用户满意度的非线性关系，为优化用户体验和提升忠诚度提供科学依据。

（1）必备型需求　用户默认产品或服务必须满足的基础功能，若缺失则导致极度不满，但满足后仅消除不满而不会显著提升满意度。例如，医药电商的药品质量保障、合规资质展示及隐私保护机制等。

（2）期望型需求　用户明确表达的显性需求，其实现程度与满意度呈正相关。例如，药品价格透明度、配送时效性及在线药师咨询服务响应速度等。

（3）魅力型需求　用户未预期的隐性需求，具备时可显著提升满意度，缺失时亦不会引发不满。例如，个性化用药提醒、健康数据追踪工具和会员专属健康科普内容等。

（4）无差异型需求　用户感知价值极低的属性，对满意度无显著影响。例如，部分过度复杂的促销活动设计。

（5）反向型需求　用户排斥的功能，实施后可能降低满意度。例如，医药电商中频繁的推销信息推送被视为干扰。

在医药电商场景中，KANO模型可通过以下流程落地，①需求收集：结合用户调研与购后行为数据识别关键属性。②属性分类：通过正向和反向问题设计将消费者需求进行量化归类。③优先级决策：优先保障必备型需求，优化期望型需求，选择性开发魅力型需求，避免资源投入无差异或反向需求。④动态迭代：结合政策监管需要与技术进步发展情况及时调整需求权重。

## 三、实验步骤

### 步骤一：设计 KANO 调研问卷
进行 KANO 调研问卷设计，充分考虑医药产品消费的满意度要素，提升问卷设计的科学合理性。

### 步骤二：数据收集与分类
通过问卷调研平台发放并回收问卷，对问卷数据进行分类，计算指标的 Better – Worse 系数，并经指标进行分类。

### 步骤三：策略设计
基于 KANO 分析结果，制定提升消费者忠诚度和满意度策略。

### 步骤四：撰写分析报告
完成实验报告的撰写。

## 四、思考题

1. 四阶段忠诚模型将客户忠诚的形成过程分解为哪四个递进阶段？
2. KANO 模型通过量化用户对产品和服务属性的满意度差异将需求划分为哪五大类别？

书网融合……

思考题参考答案　　微课1　　微课2　　本章小结　　习题

PPT

# 第十六章　网络药学服务

## 实验一　在线用药咨询服务平台设计与伦理实践 ❸微课

### 一、实验目的

（1）通过本实验学习，掌握《药品网络销售监督管理办法》中关于在线咨询的法规要求；熟悉药学服务平台的功能模块设计原理（咨询系统、处方审核、药品知识库）；了解患者隐私数据的加密存储与传输技术规范。

（2）具备用药咨询平台需求分析与原型设计能力；能规范处理含管制药品（如麻黄碱类药物）的咨询案例。

（3）树立法律红线意识与职业敬畏感，培养对特殊人群（妊娠期妇女、老年人）的服务关怀理念，形成医疗数据安全保护的职业敏感性。

### 二、实验原理

#### （一）药学服务的数字化转型背景

**1. 传统药学服务的局限性**　传统药学服务以线下实体药房为载体，主要依赖药师与患者的面对面交流，服务内容包括处方审核、用药指导、健康咨询等。然而，随着人口老龄化加剧、慢性病患病率上升以及医疗资源分布不均等问题凸显，传统模式面临挑战：服务覆盖不足，偏远地区居民难以获得专业药学服务；服务效率低下，药师日均接待量有限；信息管理薄弱，纸质档案难以实现用药历史追溯与风险预警。这推动药学服务向数字化、网络化转型，形成"互联网＋药学服务"新模式。

**2. 网络药学服务的概念演进**　网络药学服务（online pharmaceutical care，OPC）是指通过互联网技术，向患者、医护人员及公众提供的专业化药学服务。其发展经历了三个阶段。

（1）信息传播阶段（2000—2010年）　以药品信息查询、健康知识科普为主。

（2）交互服务阶段（2010—2018年）　实现线上用药咨询、电子处方流转。

（3）智能服务阶段（2018年至今）　融合人工智能、大数据分析的个性化服务。

网络药学服务从20世纪末的初步探索到如今的快速发展，经历了从基础在线药房到智慧药学的演变过程。这一过程不仅反映了技术进步对药学服务模式的影响，也体现了政策支持和市场需求对行业发展的重要推动作用。

#### （二）网络药学服务的法规框架

**1.《药品网络销售监督管理办法》**　2022年12月实施的《药品网络销售监督管理办法》为在线药学服务划定了法律边界，重点内容包括以下几点。

（1）服务主体资质　从事药品网络销售的应当是具备保证网络销售药品安全能力的药品上市许可持有人或者药品经营企业。中药饮片生产企业销售其生产的中药饮片，应当履行药品上市许可持有人相关义务。药品网络零售企业还应当建立在线药学服务制度，由依法经过资格认定的药师或者其他药学技术人员开展处方审核调配、指导合理用药等工作。依法经过资格认定的药师或者其他药学技术人员数量应当与经营规模相适应。

（2）处方药管理规范　药品网络销售企业应当按照经过批准的经营方式和经营范围经营。药品网络销售企业为药品上市许可持有人的，仅能销售其取得药品注册证书的药品。未取得药品零售资质的，不得向个人销售药品。疫苗、血液制品、麻醉药品、精神药品、医疗用毒性药品、放射性药品、药品类易制毒化学品等国家实行特殊管理的药品不得在网络上销售，具体目录由国家药品监督管理局组织制定。药品网络零售企业不得违反规定以买药品赠药品、买商品赠药品等方式向个人赠送处方药、甲类非处方药。

（3）数据安全要求　向个人销售药品的，应当按照规定出具销售凭证。销售凭证可以以电子形式出具，药品最小销售单元的销售记录应当清晰留存，确保可追溯。药品网络销售企业应当完整保存供货企业资质文件、电子交易等记录。销售处方药的药品网络零售企业还应当保存处方、在线药学服务等记录。相关记录保存期限不少于 5 年，且不少于药品有效期满后 1 年。

**2. 其他配套法规体系**　《中华人民共和国网络安全法》要求建设、运营网络或者通过网络提供服务，应当依照法律、行政法规的规定和国家标准的强制性要求，采取技术措施和其他必要措施，保障网络安全、稳定运行，有效应对网络安全事件，防范网络违法犯罪活动，维护网络数据的完整性、保密性和可用性。《中华人民共和国个人信息保护法》明确患者健康信息属于敏感个人信息，需单独授权。

**3. 国际监管**　美国 HIPAA 法案要求建立医疗数据脱敏标准（如去标识化处理）；欧盟 GDPR 要求实施"数据最小化"原则，限制非必要信息收集；日本《药剂师法》要求在线服务必须配备实体药房作为支撑。

### （三）在线药学服务平台设计原理

**1. 功能模块架构设计**　在线用药咨询平台的核心功能模块架构设计需兼顾服务效率与安全性，其核心模块主要包括智能分诊系统、处方审核引擎及药品知识库构建。

智能分诊系统作为服务入口，基于自然语言处理（NLP）技术对用户输入的症状描述进行关键词提取与语义解析。通过决策树算法对咨询类型进行风险分级，形成"用户输入→症状提取→风险分级"的自动化流程。例如，当用户描述"持续性胸痛伴呼吸困难"时，系统可识别高危关键词，将其归类为紧急咨询，并触发优先响应机制；而对于普通感冒症状，则归入常规咨询队列。这种分级机制既能优化资源分配，又可降低急症延误风险。

处方审核引擎是保障用药安全的核心模块，其技术实现依赖于多源数据整合与智能算法。通过对接 Micromedex、UpToDate 等药学数据库，系统可实时检测药物配伍禁忌。例如，当患者同时使用降压药氨氯地平与葡萄柚汁时，引擎将自动触发"相互作用预警"，提示药物代谢酶抑制可能导致血药浓度异常升高。此外，剂量计算模型结合患者肝肾功能指标，动态调整给药方案，实现精准用药。

药品知识库的构建需遵循结构化与动态化原则。基础数据层涵盖药品说明书、临床指南及循证医学证据的标准化整理，通过语义化标签实现快速检索。动态更新层则通过 API 接口与国家药品不良反应监测中心实时对接，例如当某抗生素出现新的肝毒性报告时，知识库可在 24 小时内同步更新禁忌证提示。这种"静态＋动态"的双层架构，既保证了知识体系的稳定性，又增强了风险预警的时效性。

**2. 隐私保护技术体系**　在数据安全日益重要的背景下，在线药学服务平台需建立多层防护体系，涵盖数据传输、存储及使用全流程。

（1）数据加密传输采用混合加密策略　通信层使用 SSL/TLS 1.3 协议建立安全通道，防范中间人攻击；应用层对敏感字段（如身份证号、电子处方）实施 SM4 国密算法加密。例如，患者身份证号"110101199001011234"在前端即被转化为密文"9a3e8b7c6d5f4e2a"，即使数据在传输中被截获，也无法逆向解析原始信息。

（2）存储安全策略通过"三权分立"访问控制机制实现精细化管理　系统管理员仅具备基础设施维护权限，药师可查看业务相关数据，患者则通过生物特征认证访问个人健康档案。针对用药记录等高敏信息，采用区块链技术构建分布式存储网络，每个区块包含时间戳、哈希值及数字签名，确保数据不可篡改。

（3）隐私增强技术的应用进一步平衡数据利用与隐私保护　在群体用药数据分析时，引入差分隐私机制，通过添加随机噪声（如 ±5% 的剂量偏差）使个体数据无法被逆向识别；联邦学习框架允许各医疗机构在本地训练 AI 模型，仅共享模型参数而非原始数据。例如，在构建药物不良反应预测模型时，三家医院分别使用本地数据训练后，通过安全聚合算法生成全局模型，既提升了模型泛化能力，又避免了患者隐私泄露风险。

### （四）在线药学服务的伦理实践

**1. 特殊人群服务伦理**　妊娠期患者的伦理服务需兼顾用药安全与母婴健康。平台应整合 FDA 妊娠药物分级数据库（A/B/C/D/X 类），例如将"X 类"药物（如沙利度胺）设置为自动拦截状态，并触发高危警示。当妊娠期妇女咨询用药问题时，系统需强制启动多学科会诊机制：药师基于药物代谢动力学数据提出建议，产科医生评估妊娠阶段风险，最终形成联合用药方案。例如，针对妊娠期高血压患者，系统会优先推荐拉贝洛尔（B 类）而非 ACEI 类药物（D 类），并通过视频会诊确认胎儿监测方案。

老年患者的服务适配需突破技术与认知双重障碍。平台界面设计应遵循《无障碍 Web 内容指南》（WCAG 2.1），主界面字体不小于 18pt，按钮尺寸超过 44×44 像素，对比度达 4.5：1 以上。针对语言障碍，需部署方言语音识别引擎，如对吴语、粤语等覆盖率达 95% 以上，并设计慢速播报模式（语速 ≤120 字/分）。例如，一位上海老人用方言描述"心口痛"时，系统能准确识别并跳转至心血管用药咨询通道，同时自动调取该患者的电子健康档案中的肝肾功能数据辅助决策。

**2. 隐私保护的伦理责任**　知情同意原则的实施需突破形式化授权。平台应采用分层授权设计：基础服务仅需同意必要数据收集（如过敏史），而科研用途需单独签署《数据二次使用协议》，明确标注"您的用药记录可能用于抗肿瘤新药研发，但所有数据将进行 k＝5 匿名化处理"。同时，设置显眼的"一键删除"入口，用户触发后 72 小时内完成全链路数据擦除，包括备份服务器与日志记录。例如，某患者停药后要求删除数据，系统不仅清除其咨询记录，还会向关联医疗机构发送数据销毁确认函。

数据共享边界的划定需建立动态授权机制。当患者转诊至合作医院时，平台需弹出二次授权页面，详细列出共享数据范围（如"近 3 个月用药记录"）、接收方身份（如 XX 医院内分泌科）及使用目的（如术后用药方案制订）。严格禁止向商业机构提供用药特征标签，例如某保险公司试图通过 API 接口获取高血压患者用药频次以调整保费时，系统应触发合规拦截机制，并自动向网信部门报送异常访问日志。

---

**知识拓展** --------------------------------------------------------------

#### 某医院互联网药学服务创新案例

为响应国家"互联网＋医疗"政策并满足患者多元化需求，某医院自 2019 年起探索互联网药学服务模式创新，构建了覆盖全流程的线上药学服务体系。通过整合资源、优化流程，医院实现了药学服务的数字化转型，助力公立医院高质量发展。主要有以下创新举措。

**1. 服务模块多样化**　推出互联网药学咨询、处方审核、用药指导、药品配送及药学门诊五大服务。患者可通过医院官方 APP 进行一对一用药咨询，资深药师团队覆盖高血压、糖尿病等慢性病及特殊用药管理；处方审核团队实时保障用药合理性；电子用药指导单嵌入平台，方便患者随时查阅；药品配送覆盖全国 31 个省份，解决"最后一公里"难题；药学门诊提供个性化远程服务。

**2. 管理体系规范化**　制定《互联网药事管理制度》等系列文件，明确药师资质准入、培训考核机制及服务流程。建立三级质量控制体系，从事前人员管理到事中审核、事后评价形成闭环管理，确保服务安全与质量。

**3. 技术支撑标准化**　发布全国首个互联网药学服务技术规范，涵盖处方审核、药品配送等全环节，强化风险防范与隐私保护，明确第三方配送责任及应急预案。

截至 2022 年 11 月，累计完成用药咨询 5525 例、处方审核 15.2 万例，电子指导单覆盖 959 种药品，配送服务惠及 3.3 万人次。处方审核合格率达 99.98%，患者满意度显著提升。该模式不仅优化了医疗资源分配，还推动优质药学资源下沉基层，降低患者时间与经济成本。

## 三、实验步骤

### 步骤一：法规研读与分组讨论

**1. 法律法规核心要求提炼（分组任务）**　每组查询并阅读《药品网络销售监督管理办法》，提炼该法规对网络药学服务的核心要求。

输出成果：法律条款对网络药学服务的核心要求（含思维导图）。

**2. 法律对比分析（分组任务）**　对比传统药房与网络平台药学服务的法律责任差异，查询相关法律法规，制作对比分析表（表 16 - 1）。

表 16 - 1　传统药房与网络药学服务平台法律责任对比分析表

| 对比维度 | 传统药房 | 网络药学服务平台 | 法律依据 |
| --- | --- | --- | --- |
| 资质要求 | | | |
| 处方审核 | | | |
| 隐私保护 | | | |
| 数据存储 | | | |
| 服务范围 | | | |
| 风险责任 | | | |
| 监管机制 | | | |
| 应急处理 | | | |
| 技术责任 | | | |
| 跨区域责任 | | | |

### 步骤二：案例模拟与伦理冲突处理

情景：患者要求在线购买感冒药，学生分饰药师、患者、监管人员，进行模拟流程：身份核验→处方审核→购药记录存档。

### 步骤三：药学服务需求分析与功能规划

**1. 绘制用户从登录到完成咨询的流程图**　关键节点：身份认证→症状描述→风险分级→处方审核→用药指导。

**2. 定义药品知识库字段结构**　必填字段：适应证、禁忌证、相互作用、妊娠分级、老年人用药调整等。

小组互评需求分析与功能规划材料，指出潜在漏洞并提出改进建议。

## 四、思考题

网络药学服务在线咨询平台需具备哪些资质？

# 实验二    慢性病患者网络药学服务

## 一、实验目的

（1）通过本实验学习，掌握《长期处方管理规范（试行）》核心条款，理解电子健康档案（EHR）的标准化数据结构，熟悉药物不良反应（ADR）监测与上报流程。

（2）具备建立完整的慢性病患者药学服务档案的能力，能通过智能监测数据发现用药依从性问题，能撰写符合国家标准的药品不良反应报告。

（3）培养"全生命周期健康管理"的责任意识，严格遵守国家法规的职业意识、注重细节的严谨工作态度，树立"以患者为中心"的服务价值观。

## 二、实验原理

### （一）慢性病管理的全球挑战与转型需求

慢性非传染性疾病（NCDs）已成为全球公共卫生领域的核心挑战。世界卫生组织（WHO）数据显示，全球每年因慢性病导致的死亡人数达 4100 万，占总死亡人数的 71%，其中心血管疾病、癌症、慢性呼吸系统疾病和糖尿病是主要致死病因。我国慢性病患者基数庞大，截至 2023 年已超过 3.5 亿人，占总人口的 24.8%，其中高血压患者 2.7 亿、糖尿病患者 1.4 亿。传统管理模式面临服务碎片化、患者依从性低下、数据孤岛化这三个结构性矛盾。

在此背景下，《关于促进"互联网＋医疗健康"发展的意见》明确提出构建覆盖诊前、诊中、诊后的线上线下一体化慢性病管理模式。网络药学服务通过整合智能监测、数据分析和远程干预，正在重塑慢性病管理生态体系。

### （二）慢性病网络药学服务的法规框架

2021 年发布的《长期处方管理规范（试行）》为网络药学服务划定了操作边界。

**1. 处方开具规则**    签约患者可在线续方，单次处方量不超过 12 周；鼓励优先选择国家基本药物、国家组织集中采购中选药品以及国家医保目录药品；医疗用毒性药品、放射性药品、易制毒药品、麻醉药品、第一类和第二类精神药品、抗微生物药物（治疗结核等慢性细菌真菌感染性疾病的药物除外），以及对储存条件有特殊要求的药品不得用于长期处方。

**2. 药学服务标准**    基层医疗卫生机构应当将本机构开具的长期处方信息纳入患者健康档案，详细记录患者诊疗和用药记录。家庭医生团队应当对患者进行定期随访管理，对患者病情变化、用药依从性和药物不良反应等进行评估，必要时及时调整或终止长期处方，并在患者健康档案及病历中注明。医疗机构应当加强对使用长期处方患者的用药教育，增加其合理用药知识，提高自我用药管理能力和用药依从性，并告知患者在用药过程中出现任何不适，应当及时就诊。

**3. 风险控制机制**    医疗机构应当建立安全用药监测与报告制度。发生药品严重不良事件后，应当积极救治患者，立即向医务和药学部门报告，做好观察与记录。按照有关规定向有关部门报告药品不良反应等信息。医疗机构应当指导使用长期处方患者对药物治疗效果指标进行自我监测并作好记录。鼓励使用医疗器械类穿戴设备，提高药物治疗效果指标监测的信息化水平。在保障数据和隐私安全的前提下，可以探索通过接入互联网的远程监测设备开展监测。

### （三）电子健康档案（EHR）的标准化建设

电子健康档案（electronic health record，EHR）是慢性病网络药学服务的核心数据载体，其标准化建设是保障数据互通、服务协同和医疗质量的基础。数据结构方面，遵循 HL7 FHIR R4 国际标准，包含六个核心模块（表16-2）。

表16-2 电子健康档案核心模块

| 模块 | 数据要素示例 |
| --- | --- |
| 患者基本信息 | 过敏史、遗传病史、家族史 |
| 诊断记录 | 疾病名称、分期、并发症 |
| 用药记录 | 药品名称、剂量、频次、疗程 |
| 检验检查结果 | 血糖、HbA1c、eGFR、影像报告 |
| 健康行为数据 | 运动时长、饮食记录、吸烟饮酒史 |
| 设备监测数据 | 动态血糖仪、智能药盒、可穿戴设备数据 |

EHR 的标准化建设是医疗数字化转型的基石，其不仅需要技术标准的统一，更依赖法规保障、伦理约束和多方协同。虽然目前系统互操作性障碍即不同厂商 EHR 系统接口不兼容，数据质量和患者参与度不高的问题仍然存在，但通过持续优化数据结构、强化隐私保护、提升互操作性，EHR 将成为实现"以患者为中心"全程健康管理的关键支撑。

### （四）药物不良反应（ADR）监测体系

药物不良反应（adverse drug reaction，ADR）监测是保障患者用药安全的核心环节，也是网络药学服务的重要责任。我国已建立覆盖全国的 ADR 监测网络，形成"基层报告—企业责任—智能分析"的全流程管理体系。

基层医疗机构和药房通过"国家药品不良反应监测系统"直报 ADR 事件，要求新的、严重的病例在发现后 15 日内上报，死亡病例需立即报告并 24 小时内提交完整资料。制药企业需在获知严重 ADR 后 15 日内报告，并对致死病例启动根本原因分析。智能监测技术通过自然语言处理（NLP）解析在线问诊文本中的关键词，结合用药时间序列识别潜在风险，社交媒体数据的挖掘进一步扩展了监测范围，实现早期干预。流程设计中特别强调数据反哺机制，将 ADR 分析结果自动更新至药品说明书数据库，形成知识迭代闭环。

### （五）网络药学服务全流程设计

慢性病网络药学服务的全流程设计以"闭环管理、数据驱动、动态优化"为核心理念，通过数字化工具串联药学服务的各个环节，形成覆盖预防、治疗、康复的全程管理模式。该理论体系强调患者数据流的连续性、服务决策的科学性以及质量控制的系统性，旨在实现从单点干预向全周期管理的范式转变。

**1. 建档评估**　建档阶段可以采用光学字符识别（OCR）技术提取纸质病历关键信息，或采用电子健康档案（EHR）的结构化数据模型与非结构化文本解析技术。患者档案需包含人口学特征、疾病史、用药记录、实验室指标及健康行为数据。机器学习算法提取风险预测变量（如用药复杂性指数、并发症数量），构建动态风险分层模型，为个体化服务提供量化依据。区块链技术的不可篡改特性被应用于敏感数据存储，确保知情同意书、基因检测报告等关键信息的法律效力。

**2. 处方审核**　处方审核需遵循"政策—安全—经济"三维校验模型：政策维度依据《长期处方管

理规范》，建立处方时长、医师资质等合规性验证规则；安全维度依托药物知识图谱技术，构建包含药物相互作用、禁忌证、特殊人群用药的决策支持系统；经济维度引入药物经济学评价理论，通过最小成本分析法优化治疗方案选择。自然语言处理（NLP）技术实现非结构化医嘱文本的语义解析，光学字符识别（OCR）系统保障纸质处方向结构化数据的精准转化。

**3. 依从性管理** 依从性管理通过物联网设备采集用药行为数据，构建"监测—反馈—强化"的闭环干预体系。多模态数据融合理论指导下的智能预警系统，需设置时间序列分析与空间关联规则，识别依从性异常的时空分布特征。增强现实（AR）技术基于认知负荷理论设计用药指导方案，通过多感官通道降低信息理解难度。情感计算技术结合社会支持理论，建立患者情绪状态与干预策略的动态匹配机制。

**4. ADR 监测** 药物不良反应（ADR）监测需遵循国际医学科学组织理事会（CIOMS）的因果关系评估标准，整合时序分析、剂量反应关系及生物学合理性等判定要素。基于贝叶斯网络的概率推断模型，可量化药物与不良事件的关联强度。信号检测理论指导下的主动监测系统，需设置实验室指标异常阈值与症状报告语义分析规则。知识管理理论要求建立 ADR 数据反哺机制，跨机构知识共享，同时保障患者隐私安全。

## 三、实验步骤

### 步骤一：法律规范学习与案例解析

**1. 法律规范学习（分组任务）** 观看视频《药品网络销售监督管理办法》解读新闻，各组查询《长期处方管理规范（试行）》并阅读原文，梳理规范中关于处方开具、续方、高风险药物管理的核心条款，制作思维导图。

输出成果：法律条款思维导图。

**2. 案例模拟（分组任务）** 观看安全用药公益广告视频，模拟糖尿病患者线上申请胰岛素续方，角色扮演由学生分饰药师、患者、监管人员，模拟处方审核与拦截流程。

### 步骤二：电子健康档案（EHR）构建实践

（1）使用 OCR 技术扫描纸质病历，结合 EHR 标准化数据结构，提取关键信息（诊断、用药史）填充 EHR 模板。

（2）根据患者作息时间设计用药提醒方案（如早晨 7∶00 服用某药物的提醒）；添加特殊警示。

（3）交换档案互相审核，标注数据缺失项（如未录入过敏史）。

### 步骤三：ADR 监测与报告撰写

（1）登录国家药品监督管理局药品评价中心国家药品不良反应监测中心网站，浏览药品不良反应监测相关法律法规，药品安全警示。

（2）掌握 ADR 上报流程，模拟填写《药品不良反应报告表》。小组互评，指出不良反应报告中潜在漏洞并提出改进建议（表 16-3）。

表 16-3 药品不良反应报告表核心内容

| 字段 | 填写要求 |
| --- | --- |
| 患者信息 | 去标识化处理（年龄、性别保留） |
| 可疑药品 | 通用名（RxNorm 编码） |
| 不良反应描述 | MedDRA 术语（如"肝酶升高"编码） |

（3）针对案例设计风险预警规则。

## 四、思考题

某慢性肾脏病患者因行动不便，强烈要求在线开具含麻黄碱的复方感冒药。请结合《长期处方管理规范（试行)》说明处理流程，并设计替代解决方案。

书网融合……

思考题参考答案　　　　　微课　　　　　　本章小结　　　　　　习题

# 第十七章　医药网络营销环境与战略

PPT

## 实验一　医药网络营销路径分析与实操模拟

### 一、实验目的

（1）通过本实验学习，掌握药企在医生端、患者端、药店端的数字化推广路径，理解医药网络营销的含义与核心价值，了解数字营销在医药产业中的主要实践方式。

（2）具备基于图示分析、医生画像工具（如 HCP360）与数据流建模（如数据推送、记录、效能考核）等核心技能，提升模拟实操与路径图绘制能力。

（3）培养以患者为中心的服务理念，增强对公共健康公平性提升的认知，培养积极主动、追求精确的医药职业素养。

### 二、实验原理

医药网络营销是数字化转型背景下药企触达医生、患者与药店的重要手段。其核心在于以技术驱动、数据支撑实现精准触达与效果评估。

#### （一）医药网络营销的内涵与演化

医药网络营销是指制药企业或相关健康产品企业基于数字技术平台，通过线上渠道将产品信息、学术知识、服务理念等内容传递给医生、患者、药店等目标受众，并引导其进行产品认知、处方行为或购买行为的营销活动。随着医改政策的深入推进和"互联网＋医疗健康"生态的不断完善，医药营销正从传统的"面对面"模式向以数据驱动、线上线下融合的新型模式演化。

**1. 传统模式**　在医药网络营销普及之前，医药行业的营销模式主要通过线下渠道与医生建立关系，向医疗机构传递药品信息。这种方式强调人际沟通和情感连接，具有针对性强、沟通深入的优点，但也存在明显的局限。

（1）推广范围受限　无法高效覆盖三四线城市及基层医疗机构。

（2）营销成本高　交通、住宿、会务等成本加重企业运营负担。

（3）合规风险高　部分地区存在合规风险，政策监管趋严。

（4）推广内容标准化难　信息传递依赖个人表达能力，统一性不足，难以评估效果。

**2. 数字模式：以技术驱动的新型营销范式**　随着信息技术特别是互联网、人工智能（AI）、大数据、云计算与移动终端设备的发展，医药营销逐渐走向数字化和智能化。数字营销模式不再依赖大量线下人力资源，而是借助技术手段进行精准触达、行为跟踪和效果评估，实现更高效、更广泛、更合规的推广。

（1）渠道拓展　通过医药电商平台、医生社区、社交媒体（如公众号、小程序）、互联网医院等多元化渠道传播信息。

（2）数据驱动　基于医生画像、用户行为数据，进行内容个性化推荐，实现"千人千面"的精细化触达。

（3）线上线下融合　虚拟代表通过系统触达医生并形成预约线索，再由线下代表进行重点跟进，实现智能协同。

（4）过程可控可留痕　推广过程数字化，全程可监控、可追溯，符合合规要求。

（5）营销效率提升　打破空间限制，实现跨地域快速推广，降低人力和时间成本。

数字营销不仅重塑了药企与医生、患者之间的沟通模式，也推动医药企业整体从"产品导向"向"用户导向"转型，带来行业营销理念、方式和能力的全面升级。总结来说，医药网络营销的演化过程体现了从"人力密集型"向"技术密集型"转变的趋势。传统线下推广注重人情关系与学术传播，而数字营销则强调数据、平台和智能系统的深度整合，体现了现代医药企业在新政策、新技术背景下对效率与合规性的双重追求。

### （二）医药网络营销的三大路径

医药网络营销主要围绕医生端、患者端和药店端三大核心对象展开，三者共同构成了完整的医药网络营销路径结构。这种以受众为核心划分的推广路径，强调在不同角色之间精准匹配信息内容与服务方式，以实现推广效率最大化和合规风险最小化。

**1. 医生端网络营销路径**　医生端是医药网络营销中最具专业壁垒、也是影响药品处方行为最关键的路径。药企通过数字工具与平台实现对医生群体的持续触达与学术沟通，具体手段包括以下几点。

（1）医生画像构建（HCP360）　利用 AI 与大数据对医生的学术背景、临床兴趣、处方习惯、信息偏好等维度进行分析，实现精准标签分类，为个性化推广奠定基础。

（2）线上学术传播　组织网络研讨会、虚拟病例讨论、循证医学解读等形式，提高医生对新药的学术认知。

（3）虚拟代表系统　通过语音助手、推送机器人、在线问询等方式替代部分传统医药代表的工作，覆盖更广区域并降低成本。

（4）医生社群营销　借助医生社区聚集有影响力的医生群体，通过互动性内容建立长期黏性关系。

**2. 患者端网络营销路径**　患者端是连接市场需求和用药行为的关键环节。数字营销在患者端主要目标是提高用药依从性、科普疾病知识、增强品牌认知。典型操作包括以下几点。

（1）互联网问诊平台　通过平台实现线上诊疗与药品推荐。

（2）医生 IP 与 KOC 科普内容　医生通过短视频或图文形式进行疾病科普，增强患者对药品的认知与信任。

（3）个性化健康推送　基于患者的病种、搜索记录或问诊行为，精准推荐相关内容、服务或产品。

（4）患者教育计划（PSP）　通过持续追踪患者的用药习惯和反馈，提供个性化用药提醒、营养指导等，延长药品 DOT（治疗持续时间）并提高患者满意度。

**3. 药店端网络营销路径**　随着处方外流和 DTP 药房的发展，药店端在医药网络营销中的角色日益突出。主要包括以下几点。

（1）零售药店数字化运营　利用 ERP 系统和 CRM 工具管理会员数据、优化库存和促销策略。

（2）线上药店与 O2O 融合　结合医药电商平台和实体连锁药店实现线上下单、线下取药，提升用户体验。

（3）药师咨询服务上线　搭建平台让执业药师可在线提供用药指导、用药风险评估等专业服务。

（4）DTP 药房营销　聚焦新特药与慢病管理，联合药企进行慢病患者数据管理、随访服务和用药跟踪。

### （三）数据流驱动的营销闭环机制

在数字化环境下，营销效果越来越依赖于数据的驱动与闭环管理。医药网络营销通过"推送数据—

记录信息—效能考核"三步机制，构建起可持续优化的精准营销体系。

**1. 推送数据：定向内容精准触达**　数据驱动下的第一步是基于医生或患者的标签与偏好，定向推送高价值信息内容。

（1）对医生推送循证指南更新、最新临床路径或药品说明。

（2）对患者推送疾病相关科普文章、用药提醒或营养建议。

（3）对药店负责人推送品类管理优化建议、热门品种销量趋势等。

此类推送基于内容管理系统（CMS）与用户画像系统融合，确保内容触达的时机、形式与内容最适配受众需求。

**2. 记录信息：实时交互数据沉淀**　在推送之后，系统需自动收集受众对信息的反应行为数据，如：

（1）是否点击信息。

（2）是否浏览视频。

（3）是否参与互动或填写反馈。

（4）推广后是否转化为处方行为或购买行为。

这些信息通常通过 CRM 系统、医生管理平台、医药电商平台等实现自动记录和整理，形成闭环追踪链条。

**3. 效能考核：基于数据建模的反馈优化**　最后，企业基于已沉淀的数据开展效能分析与优化。

（1）构建多维指标体系评估转化率、点击率、处方增长率等。

（2）使用 A/B 测试、机器学习等方式优化推送路径与内容结构。

（3）基于效果差异调整营销资源投入与内容策略。

通过数据分析，药企可以及时发现推广中的瓶颈，动态调整策略，形成从投放到反馈再到优化的闭环管理机制，最大化营销 ROI 并确保营销合规性与有效性。

综上，医生端、患者端和药店端三大路径构成医药网络营销的横向展开，数据驱动闭环机制则构成纵向深化，二者共同促进医药企业数字营销能力的持续进化。

### 知识拓展

**"两票制"与医药代表备案制度对数字营销路径的推动作用**

近年来，政策环境的变化推动了医药企业加速数字化营销转型。"两票制"政策的实施减少了流通环节，提高了药品流通的透明度；医药代表备案制度明确了代表的职责范围，强调了学术推广的合规性。这些政策要求企业在营销活动中实现全流程留痕和数据可追溯，促使企业构建数字化合规体系，以满足监管要求并提升营销效率。

## 三、实验步骤

### 步骤一：网络营销路径结构认知与内容分析

**1. 路径识别练习**　由学生分组辨识医生端、患者端与药店端的核心路径，并简述每条路径所涉及的推广方式和技术手段。

**2. 任务设计**　每组选定一个具体产品（如降压药、口服降糖药等），绘制该产品在三大营销路径中的推广流程草图，标注关键推广节点。

### 步骤二：HCP360 医生画像解读与模拟制订拜访计划

**1. 画像分析任务**　提供 1～2 份模拟医生画像（包括医生专业、处方行为、信息偏好等标签），让学生分析目标医生的学术兴趣点及沟通偏好。

**2. 拜访路径模拟**　学生以医药推广员身份，结合医生画像，制订个性化拜访与信息投放计划，包括首触方式、内容主题、互动频率及平台选择。

输出成果：医生拜访个性化沟通建议表（含时间轴）。

**步骤三：数据驱动营销闭环模拟设计**

**1. 推送数据阶段**　学生模拟向医生或患者推送以下三类内容：①新药指南解读。②患者教育材料。③用药依从性提醒信息。

**2. 记录与反馈机制**　设计系统记录数据的结构，包括：用户行为日志（点击、转发、停留时长）、内容偏好标签等，并建立一张"数据记录模板"。

**3. 效能评估环节**　学生基于推送与记录数据，设计简单的 KPI 评估方案，如转化率、活跃度评分等，形成营销路径优化建议。

**4. 输出成果**　数字化营销闭环流程图（建议使用 PPT 或 Excel 绘制）。

## 四、思考题

1. 医药网络营销在医生端、患者端与药店端的路径各具特点，请结合你所在小组所绘路径图，分析其中哪一端的数字化推广难度最大？为什么？

2. 数据驱动的营销闭环强调"推送数据—记录信息—效能考核"三环节，请思考若某药企未能完整保存互动数据，可能在合规监管与推广效果评估中遇到哪些具体问题？

# 实验二　数字化背景下药企合规路径设计 🔲微课

## 一、实验目的

（1）通过本实验学习，掌握"可留痕、可追溯"的技术内涵，理解医药网络营销中的合规性要求，熟悉《药品网络销售监督管理办法》等法规对网络营销的具体要求。

（2）具备能够分析法规与典型案例（如医药代表备案制度实施情况）、设计合规记录流程图和撰写合规行为指引的能力，提升实战应变与规范表达能力。

（3）培养数据透明与诚信经营意识，树立依法营销的合规理念，培养廉洁自律的价值观，助力医药行业风清气正的发展。

## 二、实验原理

### （一）药品网络销售合规监管政策背景

**1.《药品网络销售监督管理办法》概述**　2022 年发布的《药品网络销售监督管理办法》是我国首部系统规范"网售药品"的法规文件，首次明确"处方药可网售"合法化。文件重点规范了网络销售行为、第三方平台责任以及信息留痕与数据备案机制。该法规为药企在数字营销中的行为提供了明确的法律依据和合规边界。

**2. 关键合规要求**

（1）网络销售企业必须真实展示药品信息并依法审核处方。

（2）销售记录、处方留存、购药信息等需全程数字化可追溯。

（3）第三方平台需备案、审查、监管商户，并提供数据通道供药监局调阅。

### （二）医药代表备案制度与行为规范

**1. 政策背景与制度要求**　2020年《医药代表备案管理办法（试行）》由国家药监局发布，标志着医药代表行业正式纳入国家监管视野。文件规定医药代表的唯一职责是传递产品信息、反馈临床意见，不得参与销售任务。

**2. 对药企的合规影响**

（1）医药代表必须通过企业备案，由药监局公示可查。

（2）拜访需预约登记，行为全程留痕，有音视频资料优先。

（3）推动药企构建合规档案系统，以支撑审查与稽查需求。

### （三）医疗反腐与数据留痕监管趋势

**1. 医疗反腐高压态势**　2023年以来，国家持续加大对"医药回扣""虚假学术会议"等不规范行为的查处。政策强调"全过程留痕、全链条监管"，要求药企对学术推广、医生合作等活动实现数据可追溯与合规证明。

**2. 数据合规体系的构建路径**

（1）推行"推广活动可追溯管理系统"（如SFE系统）。

（2）开展合规风险自评，建立红黄绿灯风险等级模型。

（3）对外联络实行"定点定人定内容"，对话内容结构化、数据化、存档化。

### （四）合规流程设计技术要素

**1. 数据采集机制**　使用CRM系统或合规管理平台，在每次推广活动中自动记录拜访时间、医生反馈、学术材料等，形成可检索的数据链条。

**2. 数字化取证与证据链管理**　引入电子签名、远程录音、活动日志等方式作为合规活动的合法凭证；通过权限管理和审计功能，确保数据的防篡改性与法律效力。

**3. 合规行为指引的标准化输出**　药企应形成各岗位行为规范、合规培训PPT模板、员工答疑库等资料体系，提升员工对"边界红线"的理解与自我约束力。

综上，药品网络销售合规管理制度正朝着全面、可视化与数字化方向演进。《药品网络销售监督管理办法》奠定了网售处方药的法律基础，医药代表备案制度强化了企业在推广过程中的责任边界，促使企业将数据留痕、合规管理纳入日常运营。通过构建标准化、流程化、数字化的合规体系，不仅有助于防范法律风险，也为企业提升品牌信誉和实现可持续发展奠定了基础。因此，本次实验通过对相关法规的学习与合规路径模拟，旨在帮助理解数字合规的实操机制，并培养其法治意识与职业规范观念。

---

**🔗 知识拓展** ----------------------------------------------------------

**医药代表备案制度对药企合规管理的倒逼机制**

医药代表备案制度的实施对药企的合规管理提出了更高要求。该制度规定医药代表只能从事药品信息传递、沟通、反馈等活动，不得承担销售任务。这促使企业加强对医药代表行为的监管，建立数字化管理平台，确保代表活动的合规性和可追溯性，从而降低合规风险，提升企业的整体合规水平。

---

## 三、实验步骤

### 步骤一：政策文件解读与合规要点提取

**1. 条款研读（分组任务）**　每组选取《药品网络销售监督管理办法》中的2~3条核心条款，结合医药代表备案制度，提炼出"可留痕、可追溯"的关键合规要素。

**2. 输出成果**　完成"药品网络销售合规要点提炼表"，并绘制条款逻辑图或思维导图辅助说明。

### 步骤二：绘制数字化合规路径图

**1. 模拟情境设定**　以某药企线上销售处方药为背景，绘制其从药品上架、患者下单、药师审核、处方留痕到售后监管的全过程合规路径图。

**2. 技术工具**　可使用流程图软件展示数据流、行为节点和证据留存方式。

**3. 输出成果**　提交"数字化合规路径图"及简要说明文档，展示可视化的全流程合规机制。

### 步骤三：内部培训材料设计与展示

（1）每组以药企"合规部门"身份，结合前两个步骤成果，模拟输出一份《员工合规行为指引PPT》（建议 8 ~ 10 页），内容包括核心法规摘要、常见违规行为、数字合规举措、员工行为要求等。

（2）小组互评：各组间交换 PPT 进行展示与打分，评估其可操作性、规范性与合规教育效果，并提出优化建议。

### 步骤四：数据合规讨论与方案补充

组织小组围绕"如何用大数据手段记录合规证据链"开展讨论，形成结论性建议，并纳入合规路径图或行为指引中。

## 四、思考题

1. 在药品网络销售中，如何通过"全过程留痕"手段实现合规监管？请结合你在本实验中的路径图设计进行具体说明。

2. 医药代表备案制度实施后，其对药企市场推广策略与医生沟通模式有哪些潜在影响？企业应如何调整以兼顾学术推广与合规要求？

---

书网融合……

思考题参考答案　　　　微课　　　　　本章小结　　　　习题

# 第十八章　医药网络营销策略

## 实验一　医药网络营销的产品策略设计

### 一、实验目的

（1）通过本实验学习，掌握网络营销中的产品整体概念的分层和解析、品牌设计、包装设计；熟悉品牌设计的原则和策略、包装的功能，了解品牌的作用、包装的作用。

（2）具备对产品及其竞争产品进行产品整体层次的分析与比较的能力，具备进行包装和品牌设计的能力；能够对品牌和包装的使用进行策划。

（3）培养诚信的职业操守，在网络营销中展示产品，实事求是、正确引导消费者，具有良好的职业素质。

### 二、实验原理

#### （一）网络营销的产品整体概念设计

网络营销的4P组合策略是指，产品（product）、价格（price）、地点（place）和促销（promotion）。企业开展网络营销，必须选择好的产品和服务，制定好的产品策略，充分展示产品和服务的形象和概念，激发消费者的购买欲望，促进产品销售。

医药产品可以是有形的产品，比如人参饮片、感冒药、创可贴等，也可以是无形的，比如医疗服务等。企业通过网络平台向消费者展现产品，满足消费者各方面的需求，比如物质、心理、精神层面等。网络营销产品的整体概念包含五个层次，即核心产品层、形式产品层、期望产品层、延伸产品层和潜在产品层。

**1. 核心产品层**　产品最基本、最本质的层次，是满足消费者需要的核心内容，是企业提供给消费者的核心利益与服务。例如，消费者购买感冒药，是为了治疗感冒，尽快摆脱感冒带来的打喷嚏、咳嗽等症状；购买创可贴是为了止血和覆盖伤口、避免伤口被二次污染。

**2. 形式产品层**　是产品具体物质形态与外部特征，可以被消费者感知。比如感冒药的剂型是胶囊、感冒药的规格是12粒装。

**3. 期望产品层**　消费者需求中个性化的部分，从自身爱好出发，对产品提出要求，期待企业可以满足。

**4. 延伸产品层**　是指消费者在购买医药产品时额外得到的附加服务或利益，比如免费煎煮中药、免费送药上门，免费提供用药咨询、回收置换过期药等。

**5. 潜在产品层**　由企业提供未来发展中，能满足消费者潜在需求的产品层次，是产品的一种增值服务。

产品整体概念以消费者基本利益为核心，是一个动态的概念，其指导整个市场营销管理活动，是企业贯彻市场营销观念的基础。通过产品五层次的最佳组合能确立产品的市场地位，体现企业特色，与竞争产品区别开来。

#### （二）网络营销的产品品牌策划

**1. 品牌的概念与构成** 品牌，俗称"牌子"，属于产品整体概念的中的形式产品层，是生产者或经销商加在产品上的标志，使其产品与其他竞争者的产品相区别。

品牌由品牌名称、品牌标志和商标三部分构成。

（1）品牌名称 是指品牌中可以用语言称呼的部分，即品牌中可以被读出的部分。

（2）品牌标志 是品牌中可以被认识，但不能被语言称谓的部分。比如有的品牌标志是一座山的样子。

（3）商标 用来区别某一工业和商业企业或这种企业集团的商品标志。它和品牌是对同一个事物从不同角度上进行的命名。"商标"强调的是法律属性，"品牌"则强调的是市场营销属性。

**2. 品牌的作用**

（1）品牌代表产品的质量和特色。

（2）品牌有助于监督和提高产品的质量。

（3）品牌有助于提高企业产品的销售。一旦树立了品牌，被消费者认准，形成品牌效应，使其产品成为消费者的首选，扩大企业知名度，增加销售、扩大利润。

（4）品牌有利于新产品的开发。

（5）品牌有利于法律保护。

**3. 品牌设计的原则**

（1）简单醒目、朗朗上口、便于记忆与朗读 消费者主要是通过视觉接受品牌信息，在看到感兴趣的品牌后会自然而然地读出来，并且进行记忆。品牌设计的首要原则就是简单醒目，朗朗上口，便于记忆和朗读，在一瞬间吸引消费者的注意。

（2）个性鲜明、富于特色，能够显著地区别其他竞争产品 品牌的设计能让消费者在众多繁杂的同类商品中在第一时间找到自己钟爱的品牌，其设计要注意强调个性与文化适配性，和消费者的风格和气质相符合。

（3）别致新颖、构思巧妙 品牌设计要注重有自己鲜明的特点，将精巧别致的构思融入产品，既让品牌区别于其他竞争品，又能体现产品的特征，彰显产品的优质属性。还可以通过模块化设计，让品牌适应多场景。

（4）符合法律、尊重习俗 品牌的设计，要注意法律合规，国徽、国旗和国际组织的徽章、旗帜、缩写等都不可以作为品牌来使用。此外，品牌设计要真实，不能夸大其词，诱导消费者。此外，不同国家、民族、地域的消费者有着不同的心理习惯，品牌设计的时候也要注意这些禁忌、尊重当地风俗文化习惯，不然会造成误解，影响销售。

**4. 产品的品牌策略**

（1）品牌化决策 在产品营销的过程中，是否使用品牌是企业需要考虑的问题。不用品牌的营销者的目的大多是节约广告和包装费用，以降低成本和售价，增加竞争力，吸引低收入的购买者。但是在医药产品的市场上，绝大多数产品都具有自己的品牌，企业通过树立品牌，来增加市场竞争力。

（2）品牌归属决策 企业在产品品牌归属决策上有三种选择：制造商品牌、中间商品牌或者以上两种方式兼用。对于绝大多数的企业，包括制药企业来说主要还是使用制造商品牌，就是自己生产的产品使用自己企业为其树立的品牌，因为品牌是生产企业的产品标记，生产企业决定产品的设计、质量、特色等。中间商品牌，就是企业不用自己的品牌，使用其中间商的牌子。

（3）品牌策略 企业生产的不同种类、不同规格、不同质量的产品可以使用不同的品牌也可以所有产品使用同一个品牌，即个别品牌策略、群体品牌策略、个别品牌名称与企业名称并用策略。

（三）网络营销的产品包装策划

**1. 包装的概念与构成**　包装，属于产品整体概念的中的形式产品层，是指保护产品质量和便于流通的容器或包装物，是产品不可分割的一部分，产品只有完成包装后，才标志着生产过程的结束。

医药产品的包装分为三个层次。

（1）内包装　是最接近产品的容器，这是对药品的直接包装。比如直接装止咳糖浆的玻璃瓶。

（2）中包装　是居于中层用来保护内包装的包装，它为产品提供了进一步的保护和促销机会，被称为"无声的推销员"。

（3）外包装　也称为储运包装，是方便产品储运和辨认所需的包装。

**2. 包装的功能**

（1）保护医药产品　这是包装最重要的功能，有效的产品包装可以很好地保护医药产品，不受损不变质等。

（2）便于运输、携带和贮存　中包装和外包装在流通中能很好地保护内包装，方便携带、安全储运。

（3）指导消费、便于使用　包装上的文字和信息，不仅能显示药品的生产流通等信息，而且还可以指导消费者合理、安全、正确地使用药品。

（4）美化商品、促进销售　包装能吸引注意力，说明产品的特色，给消费者以信心，形成良好的总体印象。

（5）增加利润　好的产品包装与产品价格、质量等相称，可以吸引消费者购买。

**3. 包装设计的原则**

（1）显示医药产品的特色和风格　药品包装必须能够准确地传递产品的信息，避免雷同，和别的产品不一样。

（2）与药品的价值水平相匹配　高档次的产品可以适当提高包装耗费，这样可以显示产品的地位，而价格便宜的药品的包装可以相对简约朴素一些。

（3）为使用提供方便　为运输、携带、保管、使用提供方便。

（4）与药品性质相吻合　材质不与药品发生作用、化学反应。

（5）美观大方　销售包装具有美化商品的作用。

（6）尊重风俗习惯　因为全球有许多国家和地区对图案或色彩存有禁忌。

（7）符合相关法律法规规定　包装要符合国家的相关技术标准要求和法律法规的要求，比如《中华人民共和国药品管理法》《药品说明书和标签管理规定》等。

**知识拓展**

《药品说明书和标签管理规定》中对药品名称和注册商标的使用的规定

第二十五条　药品通用名称应当显著、突出，其字体、字号和颜色必须一致，并符合以下要求。

（1）对于横版标签，必须在上1/3范围内显著位置标出；对于竖版标签，必须在右1/3范围内显著位置标出。

（2）不得选用草书、篆书等不易识别的字体，不得使用斜体、中空、阴影等形式对字体进行修饰。

（3）字体颜色应当使用黑色或者白色，与相应的浅色或者深色背景形成强烈反差。

（4）除因包装尺寸的限制而无法同行书写的，不得分行书写。

第二十六条　药品商品名称不得与通用名称同行书写，其字体和颜色不得比通用名称更突出和显著，其字体以单字面积计不得大于通用名称所用字体的1/2。

**4. 产品的包装策略**

（1）类似包装策略　企业对其各种产品，在包装上采用相近的图案、近似的色彩和共同的特征。比如某些制药企业的不同抗生素的外包装相似。

（2）组合包装策略　将不同类型和规格但有相互联系的产品置于同一包装中，比如家庭常备药套装。

（3）再用包装策略　指包装内的产品使用完后，空的包装物还有其他的用途。

（4）附赠包装策略　在包装容器中附赠物品，以方便消费者使用，引起消费者的购买兴趣。

（5）等级包装策略　企业根据产品质量等级的不同，采取不同的包装。

（6）改变包装策略　即企业改变和放弃原有的产品包装，采用新的包装。

## 三、实验步骤

### 步骤一：选择企业与产品

模拟某一家医药企业，确定一款具体的医药产品，并且选择同类的竞争产品 1~2 款。

输出成果：企业产品和竞争产品的简单描述。

### 步骤二：产品整体概念的拆解与分析

分析自己企业的产品和竞争产品的产品整体概念，对五个层次的产品进行详细拆解，并且列表比较，制作对比分析表。

输出成果：产品整体概念的拆解和对比分析表（表 18 - 1）。

表 18 - 1　产品整体概念的拆解和对比分析表

| 层次 | 本企业产品 | 竞争产品 1 | 竞争产品 2 |
| --- | --- | --- | --- |
| 核心产品层 | | | |
| 形式产品层 | | | |
| 期望产品层 | | | |
| 延伸产品层 | | | |
| 潜在产品层 | | | |

### 步骤三：为产品设计品牌

为产品进行品牌定位与视觉设计，并且根据产品的特点设计传播语。在此基础上，进行品牌策略的规划。

输出成果：产品的品牌平面设计图、品牌传播语。

### 步骤四：为产品设计包装

为产品进行内包装和中包装的设计。在此基础上，进行包装策略的规划。

输出成果：产品的内包装、中包装的平面设计图。

### 步骤五：产品策略的展示

制作 PPT，进行产品整体概念、品牌和包装设计的展示，说明设计理念、分享设计成果。并在班级内各小组间进行打分、评比。

输出成果：PPT 以及现场展示。

## 四、思考题

医药企业在网络营销的过程中，通过网络平台展示产品，如何做到真实诚信、正确传递产品概念，不误导消费者？

# 实验二　医药网络营销的促销策略设计与综合运用

## 一、实验目的

（1）通过本实验学习，掌握网络促销策略中网络广告、销售促进、站点推广的具体运用；熟悉网络营销中的搜索引擎营销、微博营销、微信营销、团购营销、秒杀营销、直播营销等，了解网络公关的开展形式。

（2）具备对产品进行网络促销策略的规划能力，能够设计网络推广文案，进行搜索引擎优化测试和 A/B 测试，具备根据不同社交媒体进行促销的实践能力。

（3）培养诚实守信、求真务实的职业操守，在网络促销中自觉主动开展合法合规的经营，形成良好的职业习惯。

## 二、实验原理

### （一）促销策略的定义与功能

**1. 促销策略的定义**　网络营销的促销实质上是传播与沟通信息，是企业向消费者传递企业和产品的信息，从而引起消费者的购买兴趣、激发购买欲望，促成购买行为，实现产品销售的一系列活动。网络营销的促销策略有网络广告、销售促进、站点推广和网络公关这四种方式，企业根据企业自身、产品、市场、竞争者、消费者的具体情况，结合搜索引擎营销、微博营销、微信营销、团购营销、秒杀营销、直播营销等多种具体模式开展。

**2. 促销策略的功能**

（1）传递医药产品信息、进行决策引导　在企业与市场、消费者之间传递产品及其他相关信息，引起他们的注意与兴趣。通过网络广告、站点推广等方式传递产品特性与促销信息，降低消费者的决策成本，引导购买行为。

（2）刺激实时消费需求、加速销售增长、提升库存周转　企业通过限时折扣、赠品等实时、限时的促销策略，直接触发消费者的购买行为，尤其对季节性产品、时令性产品的促销效果显著。

（3）增强市场认知，提高企业竞争力　通过广告联动促销可扩大品牌曝光度，传递产品信息，突出产品的独特卖点，在同质产品的市场上，形成差异化竞争优势。

（4）建立长期消费黏性　企业通过销售促进活动，以会员制、积分奖励等活动形式强化消费者的品牌忠诚度，增加消费者的消费黏性，巩固企业的市场地位。

### （二）促销策略的组合方式的综合运用

**1. 网络广告**　以互联网为发布媒体，通过图片、文字、音频、视频等表现形式，运用数字技术进行制作，并且发布的产品广告。通过线上载体触达消费者，实现营销的目标。

（1）网络广告的特点　网络广告可以根据浏览记录、地理位置等消费者的行为数据，精准定位消费者，进行个性化推送；网络广告可以根据广告的点击率、转化率等实时后台数据，进行快速调整，支持投放策略实时迭代；网络广告与消费者的互动性强，消费者可以通过点击、评论、分享等方式参与广告交互，打破传统广告的单向传播模式，增强消费者的体验与参与感；网络广告可以用横幅广告、短视频、信息流广告、AR/VR 交互等形式，集图文、音频、视频、动态效果于一体，增强吸引力，全球覆盖投放、全天候 24 小时不间断传播产品信息。

（2）网络广告与促销策略的双向结合　在大数据技术和 AI 技术的大背景下，网络广告和促销策略的融合，已经从以往的广告信息的单向传播，升级为广告的精准投放、即时触达消费者，用户感知与反馈。广告提升企业的网络促销，企业通过搜索引擎广告，实时观测消费者搜索关键词的信息，实时调整促销信息，动态调整产品价格，提升广告的即时转化率。同时企业可以设计消费者分享广告，即可获得优惠等措施，利用消费者的社交关系链扩大广告的促销覆盖面。同时促销策略也驱动网络广告的投放，比如结合 AR 广告实现虚拟体验试用的场景化促销，可以有效地降低消费者决策门槛；在网络广告中嵌入类似"签到有礼"等互动组件，激励消费者完成一些互动小活动，可以提升消费者在该广告上停留的时间，提升购买率。

### 🔗 知识拓展

#### 网络广告的形式

网络广告按照技术形式可以分为图文广告（网幅广告、文本链接广告、分类广告）、视频广告（前/中/后贴片广告、短视频广告）和富媒体广告（整合动画、AR/VR 等技术）。

网络广告按照投放场景可以分为搜索引擎广告（竞价排名广告、知识图谱广告）、社交媒体广告（信息流广告、KOL 合作广告）、程序化广告（依托需求方平台实现自动化投放，支持实时竞价与人群定向）。

按交互特性分类可以分为被动触达型（弹窗广告、插屏广告）和主动交互型（表单广告、AR 试用广告）。

随着 AI 与大数据时代的技术迭代更新越来越快，网络广告的分类边界也越来越模糊，场景化融合（如社交＋搜索广告）与智能动态适配（如 AI 生成式广告）将成为未来发展的方向。

**2. 销售促进**　销售促进是为刺激需求而采取的、能够在短期内迅速产生激励作用的促销措施，对新产品市场渗透、库存清理、销售淡季激活、应对竞争压力等情况非常适用。

（1）销售促进的特点　销售促进可以对消费者有强烈的召唤作用，吸引消费者的注意力，引起消费者购买的兴趣，触发实际购买；销售促进形式多样，可以通过各种形式的优惠、让利、赠送等方法，给消费者带来优惠；销售促进即期效果明显，大多是为了企业在短期内迅速收回现金、实现产品价值而采用的促销活动。

（2）销售促进的方式　销售促进的方式多种多样，企业可以单一使用也可以组合使用，将团购营销、秒杀营销、直播营销等模式综合运营，以期达到最佳的效果。①网上折价促销：通过"满减活动""限时特价""秒杀"等方式，直接降价或限时折扣吸引消费者，适用于清库存或新品推广。②积分促销：通过消费积累的积分兑换产品或服务，增加消费者的黏性，提升消费者的复购率和忠诚度，通常适用网上药店等经营企业。③赠品促销：购买产品赠送消费者关联的产品（如购买药品送家庭药箱等），增强消费者购买决策动力。④抽奖促销：以抽奖的形式促进与消费者的互动，刺激消费者的参与感。⑤联合促销：与非竞争品牌合作推出组合优惠，或者生产商与经营商联合促销，实现交叉引流。⑥数据驱动促销：通过消费者行为数据分析，实时优化促销活动，比如促销的内容、价格的优惠等，实现投放精准度。

在实施网络销售促进的时候，可以设置促销的场景，比如节日、热点事件等，结合企业官网、公众号、社交媒体、第三方平台等多平台协同，共同推进，形成全方位的销售矩阵。同时也必须遵守各种关于电商经营和消费者权益保护的规定。

**3. 站点推广** 网络营销策略中的站点推广是以互联网为载体，通过技术手段与促销策略的组合，提升网站可见性和用户触达效率的营销活动，这是网络营销的关键执行环节。站点推广的核心是通过搜索引擎优化、广告投放、社交媒体传播等方式，增加网站在目标消费者群体中的曝光度，引导目标消费者浏览、咨询、交流和达成购买行为。企业可以灵活运用以下这些站点推广的方法，多渠道整合与数据驱动优化，从而实现从流量获取到用户转化的全链路增长。

（1）搜索引擎营销 通过关键词研究、内容优化和技术调整提升自然排名，覆盖主流的搜索平台，在全过程中持续优化站内结构并建立高质量外链生态。往往一些主流的搜索平台都有付费竞价广告，企业可以利用付费竞价广告，快速取精准流量，提高产品短期内的曝光率。

（2）社交媒体 利用社交媒体平台，通过短视频、直播等形式传播产品的信息，并且积极运营好粉丝社群，通过互动沟通等形式，提升粉丝的参与，提升消费者的黏性。

（3）内容营销 通过专业信息的输出，建立与消费者之间的沟通，赢得消费者的信任和青睐。

（4）信息流 利用新闻类 APP 或者社交平台，或者是行业联盟的资源平台，投放信息流广告，借助算法精准地和消费者的兴趣匹配，提高有质量的曝光。

**4. 网络公关** 网络公共是通过互联网技术，以塑造、维护企业和品牌的形象为核心的一系列活动，主要包括网络舆情的监控、危机公关的应对、传递企业和品牌价值，建立与公众的长期的良好的信任关系，提升企业和品牌的知名度和美誉度。企业灵活运用网络公关的形式，助力产品促销。

（1）通过数字渠道开展宣传 建立企业的官方网站或公众号，或者借助第三方社交媒体平台，或者借助电子邮件定向发送，通过图文、短视频等形式，发布企业的产品和服务信息、讲述企业的成长历程和品牌故事，精准触达目标群体，与消费者互动。

（2）新闻传播 通过主流的、具有信服力的官方网站和媒体发布企业的新闻稿，传递企业信息，品牌动态与权威观点。必要的时候可以组织线上直播会议，向公众传递企业的重大信息和发展情况。

（3）赞助活动 企业既可以赞助网络媒体的专栏或者行业论坛，提升品牌的曝光度，又可以策划和赞助公益活动、行业峰会等，通过这些活动，彰显企业的社会责任感和行业影响力。

（4）舆情监控和危机公关的积极应对 企业要利用网络技术工具，实时追踪舆情动态，对一些潜在的风险要早发现、早识别、早处理。特别是在出现了危机公关的时候，通过企业官方发布信息、媒体沟通等方式快速积极处理，化解负面舆情，进行正面引导。

## 三、实验步骤

### 步骤一：选择产品

选择某一大众居家常备医疗用品，如 OTC 药品或医疗器械（如感冒药、复合维生素片、创可贴、电子体温枪等），对产品、市场和消费者进行分析。

输出成果：企业产品、市场和消费者的描述，可以绘制产品的整体概念表、市场分析报告和消费者画像。

### 步骤二：搭建产品的网络促销策略矩阵

初步分析产品可以使用的网络营销的方式，从促销类型、促销目标和实施方式三个维度来搭建网络营销策略的矩阵，并绘制矩阵表（表 18-2），为具体开展网络营销活动做好前期部署。

输出成果：产品的网络促销策略的矩阵表。

表 18 – 2　网络促销策略矩阵表

| 促销类型 | 促销目标 | 实施方式 | 工具选择 |
| --- | --- | --- | --- |
| 网络广告 | | | |
| 销售促进 | | | |
| 站点推广 | | | |
| 网络公关 | | | |

### 步骤三：设计网络营销的广告、文案等推广内容

认真学习和研读《中华人民共和国药品管理法》及相关法律法规，以合法合规为前提条件，为该产品，设计两款不同的网络营销的广告、文案等推广内容，分别着眼于不同的卖点。比如 A 款强调价格优惠，B 款强调产品功能。

输出成果：两款不同的网络营销的广告、文案等推广内容。

### 步骤四：搜索引擎优化实验

为设计的推广文案，筛选高转化关键词，通过百度统计等工具，监测 7 天内自然搜索流量差异，并且不断优化。

输出成果：持续优化两款不同的推广内容。

### 步骤五：A/B 测试与优化

将设计的 AB 两款推广文案进行网络测试，对比不同风格、不同元素的推广文案的促销效果，最终优化并选定一款推广文案。

输出成果：确定最终的网络营销推广内容。

### 步骤六：社交媒体促销效果对比实验

通过数个媒体社交平台，将经过测试、更优选的推广内容分发，统计一周内的曝光量、互动量、转化率，对不同社交媒体的促销效果进行比较，分析平台特性对促销效果的影响，完成对比分析表（表18 – 3）。

输出成果：完成社交媒体促销效果的比较表。

表 18 – 3　完成社交媒体促销效果的比较表

| 社交平台类型 | 推广文案的点击量 | 互动量 | 转化率 | 效果评价分析 |
| --- | --- | --- | --- | --- |
| ×信 | | | | |
| ×博 | | | | |
| ×红书 | | | | |
| …… | | | | |
| …… | | | | |

### 步骤七：网络促销实践活动

在经过对不同社交媒体促销效果的比较后，通过合适的方式，比如直播营销、秒杀营销等，进行网络销售的实践活动。

输出成果：完成该产品的网络促销策划书，可以将步骤一至七的成果综合体现在策划书中，体现通过优化、测试、对比实验的过程与成果。

## 四、思考题

不同类型的医药产品（如感冒药、体温枪等），在开展网络促销的过程中，存在着哪些相似与差异？

书网融合······

思考题参考答案　　　　　微课　　　　　本章小结　　　　　习题

# 第十九章　医药电子商务物流

## 实验一　物流联盟模式下应急药品协同配送分析 微课 1

PPT1

本实验是关于电子商务环境下物流公司、医疗机构与医药企业通过物流联盟模式开展应急药品协同配送的实践。

### 一、实验目的

（1）通过本实验学习，掌握物流联盟模式的概念和运作流程，熟悉电子商务物流的特点、物流联盟的优缺点，了解物流联盟成员的权责关系。

（2）具备资源统筹和协调企业、医疗机构间协作的能力；能够设计突发公共卫生事件中的应急药品运送和调配方案。

（3）培养精益求精的工作态度；培养多方协作意识与协同管理的能力，具备奉献精神，能承担社会责任。

### 二、实验原理

#### （一）电子商务物流的特点

电子商务物流由于电子商务所独具的电子化、信息化、自动化等特点，以及高速、廉价、灵活等诸多好处，使得电子商务物流在其运作特点和需求方面也有别于一般物流。

**1. 信息化**　物流信息化表现为物流信息的商品化、物流信息收集的数据库化和代码化、物流信息处理的电子化和计算机化、运输网络合理化、销售网络系统化、物流信息传递的标准化和实时化、物流信息储存的数字化和物流中心管理电子化等。

条码技术、数据库技术、电子订货系统（EOS，electronic ordering system）、电子数据交换（EDI，electronic data interchange）、快速反应（QR，quick response）、有效客户反应（ECR，effective customer response）、准时送（供）货系统（JIT，just in time）、企业资源计划（ERP，enterprise resource planning）、地理信息系统（GIS，geographical information system）和全球卫星定位系统（GPS，global positioning system）等现代先进技术在物流中得到了普遍的应用。

**2. 自动化**　自动化的基础是信息化，自动化的核心是机电一体化，自动化的外在表现是无人化，自动化的效果是省力化，自动化还可以扩大物流作业能力、减少物流作业的差错和提高劳动生产率等。物流自动化的设施有条码/语音/射频自动识别系统、自动分拣系统、自动存取系统、自动导向车、货物自动跟踪系统等。

**3. 网络化**　物流配送中心系统通过网络连接上游供应商、制造商和下游顾客以及货物流动中的各个环节。比如，物流配送中心可借助于增值网（VAN，value – added network）上的电子订货系统和电子数据交换技术向供应商提出订单，也可以通过网络收集下游顾客的订货请求。

**4. 智能化**　智能化是物流自动化、信息化的一种高层次的应用，物流作业过程中大量的运筹和决策，如库存水平的确定、运输路径的选择、自动导向车的运行轨迹和作业控制、自动分拣机的运行、物流配送中心经营管理的决策支持等问题都需要借助于大量的知识和技术才能解决。

**5. 柔性化**  柔性化是为实现"以顾客为中心"的理念而在生产领域提出的。20 世纪 90 年代，国际生产领域纷纷推出柔性制造系统（FMS，flexible manufacturing system）、计算机集成制造系统（CIMS，computer integrated manufacturing system）和企业资源计划（ERP）以及供应链管理的概念和技术，其本质是将生产、流通进行集成，根据需求组织生产，安排物流活动。因此，柔性化的物流正是适应生产、流通与消费的需求而发展起来的一种新型物流模式。这就要求物流配送中心要根据消费需求"多品种、小批量、多批次、短周期"的特色，灵活组织和实施物流作业。

**6. 一体化**  物流一体化，就是以物流系统为核心的由生产企业，经由物流企业、销售企业，直至消费者的供应链的整体化和系统化。这是物流业发展的高级和成熟的阶段。

物流一体化是利用物流管理，使产品在有效的供应链内迅速移动，使参与的各方的企业都能获益，使整个社会获得明显的经济效益。物流一体化的基本特征：物流业高度发达，物流系统完善，物流业成为社会生产链的领导者和协调者，能够为社会提供全方位的物流服务。

### （二）物流联盟模式

物流联盟指的是多个企业就物流配送服务方面通过签署合同，形成物流伙伴关系，通过建立一个共有的配送中心，利用各自的配送资源协同配送。

按照国家物流术语标准，物流联盟（logistics alliance）是两个或两个以上的经济组织为实现特定的物流目标而采取的长期联合与合作。

### （三）物流联盟模式的运作

一种联盟模式是医药电子商务 B2B 型电子市场企业与各物流企业形成合作伙伴关系，组成物流产业链，医药电子商务 B2B 型电子市场为产业链的中枢，根据平台上的购物信息对各方面的物流资源进行合理而高效的整合与利用。此外还有一种联盟模式是几个医药电子商务 B2B 型电子市场企业就物流配送服务方面通过签署合同，形成物流伙伴关系，联盟的企业间可建立一个共有的配送中心。利用各自的配送资源协同配送。

### （四）物流联盟模式的优缺点

**1. 优点**  组成联盟的各企业之间能够优势互补、相互信任、共担风险、共享收益。通过共同配送可以扩大规模，降低成本，提高配送效率，达到规模经济效益。同时，可以实现资源共享，降低经营管理成本。良好的联盟关系还可以提高物流配送速度，提高物流服务水平及效率，更好地满足客户需求。

**2. 缺点**  由于联盟企业之间具有较强的依赖性、分工明细、强调合作，因此前一种联盟模式间容易发生责任纠纷，而后一种联盟模式中各企业的客户信息也较容易泄露。同时不同企业间商品不同、管理方式不同、经营意识不同，都会给企业在配送过程中带来不同程度的问题。

## 三、实验步骤

### 步骤一：背景案例，SF 医药与 A 医院的 XX 药品跨省协同配送项目

某年初，H 省面临 XX 药品大规模需求，省内冷链运力与仓储资源紧张，急需跨省调配药物。SF 医药物流公司联合 H 省卫生健康委、A 医院组建应急物流联盟，完成从省外 B 公司的 XX 药品生产基地至 H 省各地医疗机构的全程冷链配送。

**1. 参与各方及角色**

（1）SF 医药物流公司  提供干线冷链运输车辆、航空资源及末端配送网络，负责跨省运输及最后一公里配送。

（2）H省卫生健康委 统筹全省医疗计划，协调医疗机构接收与仓储，提供实时需求数据与优先通行许可。

（3）A公司 负责出库质量检验、省内中转仓分拨，与SF共享库存管理系统。

（4）B公司 提供XX药品生产端包装与温控技术支持，同步运输温度阈值至联盟监控平台。

**2. 资源整合关键措施**

（1）运力共享与路径优化 SF调匀20辆专用药品冷链车（−25℃至+5℃温控），开通两地之间航空专线（每日2班次），整合末端200辆医药配送车覆盖乡镇。

卫生健康委开放应急绿色通道，免除跨省关卡查验，缩短运输时间40%。

（2）信息系统互联 搭建联盟数据中台，实现四方数据对接：①B公司XX生产批号与温控数据 → A公司仓库管理系统。②卫生健康委医疗点需求预测 → SF智能调度系统。③末端配送状态 → 公众查询平台。

（3）仓储协同管理 A公司启用相关地市3个省级中转仓，与SF区域分拨中心共享库容，实行"动态库存预警"：当某仓库存低于安全阈值时，自动触发跨仓调拨指令。

**3. 实施过程与挑战应对**

（1）场景一 极端天气导致陆运延误。

当地暴雪，相关路段高速封闭，原定陆运药品滞留。

应对：SF公司紧急启用备用航空运力，卫生健康委协调H省某机场优先卸货，48小时内完成10万剂药品补送。

（2）场景二 乡镇接种点配送超时。

H省部分山区因道路结冰无法通行，末端车辆无法抵达。

应对：SF公司调用无人机配送网络（合作方C科技公司），卫生健康委授权临时启用卫生院直升机坪作为起降点，72小时覆盖21个偏远接种点。

**步骤二：案例解读与分析**

（1）物流联盟模式的分析（分组任务）：分组讨论背景案例如何体现电子商务物流的特点以及物流联盟模式的优点。

（2）分析该药品跨省协同配送项目，讨论各参与方在项目中扮演的角色和做出的贡献。

（3）模拟一家医药物流公司，设计物流联盟模式下公司的运输方案。

**步骤三：物流联盟合作协议的讨论与起草**

针对应急药品协同配送需求这一背景，分组讨论与设计物流联盟成员的准入标准（资金、资质、应急响应能力等）；设计《应急药品调配协议》草案。

输出成果：《应急药品调配协议》草案（含责任分工、收益分配条款）。

**步骤四：制定物流联盟章程**

（1）完成《医药物流联盟章程》（含成员权责）。

（2）小组之间互评章程文件，学习优点、指出漏洞并提出改进建议。

## 四、思考题

1. 物流联盟中的各参与方是如何协作配合、实现资源整合以及应对突发状况？

2. 如果物流公司为追求配送时效强制要求员工冒雪配送，是否符合职业道德？

## 实验二　第三方物流服务商评估与风险管理  微课2

PPT

本实验是关于电子商务环境下第三方物流服务商的选择、评估与风险管理的实践。

### 一、实验目的

（1）通过本实验学习，掌握第三方物流模式的概念和运作流程，熟悉第三方物流的优点与缺点，了解第三方物流服务商的选择标准与评估方法。

（2）具备审核第三方物流服务商资质的鉴别能力，能够设计物流服务质量评估的方案；能够运用法律依据处理物流相关的纠纷。

（3）具有诚信经营的素质和企业责任；树立法律风险防范与职业道德意识。

### 二、实验原理

#### （一）第三方物流模式

第三方物流（third party logistics，TPL 或 3PL）是由供方与需方以外的物流企业提供物流服务的业务模式。具体是指由物流的实际需求方（第一方）和物流的实际供给方（第二方）之外的第三方部分或全部利用第三方的资源通过合约向第一方提供的物流服务，也称合同物流，契约物流。第三方是指提供部分或全部物流功能服务的一个外部提供者，是物流专业化和社会化的一种形式。

第三方物流的产生是社会分工的结果：在外包（out‑souring）等新型管理理念的影响下，各企业为增强市场竞争力，而将企业的资金、人力、物力投入到其核心业务上去，寻求社会化分工协作带来的效率和效益的最大化。专业化分工的结果导致许多非核心业务从企业生产经营活动中分离出来，其中包括物流业。

#### （二）第三方物流模式的运作

这种物流模式根据医药电子商务 B2B 型电子市场在其中所起的作用，通常是指"网站平台指定或推荐第三方物流企业模式"，该模式是利用平台自身的优势与规范的、专业化的物流快递公司建立战略合作伙伴关系，向全体网商推荐这些物流快递公司，鼓励网商使用网站平台合作的物流快递公司的物流服务。这一配送模式正逐渐成为电子商务网站进行物流配送的一个首选模式和方向。

第三方物流服务商要由医药电子商务 B2B 型电子市场指定或推荐物流公司，因此，网站平台应制定严格的准入评估制度。评估物流配送公司，只有具备相应的资质、实力、能够满足送货要求的配送公司才可与之进行合作。同时要定期对其资格进行审查，当出现问题时，要求对方及时改进，否则取消与对方的合作，及时更换物流配送公司。

与第三方物流在合同中明确配送要求，如配送时间、赔偿措施等。除此之外，还可对每个区域委托的第三方物流公司增加一个质量监督员，保证卖家送来的产品没有质量问题。

面向医药电子商务 B2B 型电子市场的第三方物流服务模式下，物流服务的作业流程可分为四个阶段。

**1. 客户需求分析及物流方案设计**　第三方物流企业通过对医药电子商务 B2B 型电子市场上主要交易业务特点进行统计分析，选择业务量较大的、集中度较高的货物品类以及主要地域分布，通过选择和优化，提出有效的动态物流服务方案供客户选择。

3PL 企业对自己现有物流能力和车辆营运状态做到及时考察，得出未来预期某时段的物流能力分析预报。以实现规模经营、资源优化组合及成本节约为指导，尽最大限度满足客户的物流需求。通过对现有业务需求的把握，逐步深入电子商务物流服务中。

平台上为客户提供的物流服务一类是既定的服务项目，由系统自动匹配引导，供客户选择；一类是定制型个性化物流服务，3PL 企业通过系统提供的及时通信工具等多种交流通道与客户交涉谈判，获取客户服务要求，调整服务计划，提供特定的物流项目。在业务运作过程中，物流企业还将随着交易业务的变化和物流市场的价格变化，及时调整物流方案和费用信息。

**2. 物流合同签订及相关指令下达**　在同意接受并选择定制好物流方案时进行确认提交，系统自动生成电子合同条文，经各方企业确认后生效。合同签订的客户端采用模糊化设计，即使有多家参与协同的 3PL 企业同时服务于此合同，客户也只需签订一次合同，各物流企业的任务分工和利益分配作为系统内部事务在后台分配处理。

物流合同签订之后平台也随即向 3PL 企业下达了物流执行指令，向电子支付机构发出相关费用的收款指令和预付款指令。交易的买方将货款打入医药电子商务 B2B 型电子市场交易平台设立的交易账号，由电子支付平台冻结监管；而支付物流费用的一方按照合同中费用支付方案将需要预付的款项打入交易帐户。电子支付平台提前收取相关款项并冻结。此阶段由电子支付平台协助医药电子商务 B2B 型电子市场交易平台完成。

**3. 物流作业执行和客户查询支持**　这是面向医药电子商务 B2B 型电子市场交易平台的第三方物流服务模式执行客户需求的关键阶段。3PL 企业在线下开展实施物流服务，按照客户需求对卖方货物进行验收并提供相应的物流服务，将物流执行情况及服务状态及时发布或导入医药电子商务 B2B 型电子市场交易平台供客户查询使用，实现动态更新、同步输出。

**4. 接受客户评价改进服务**　当 3PL 企业顺利完成合同要求的服务项目后，由客户通知平台进行确认，同时电子支付平台完成相关费用的结算，解冻货款。将资金划拨至相关账户，包括卖方货款转入、卖方保证金转出，物流费用转入 3PL 企业帐户、物流交易提成转入公共平台等。

面向医药电子商务 B2B 型电子市场交易平台的第三方物流服务模式本身是一种动态的组合服务，需要不断改进和不断创新。在结束交易之后，接受客户的评价和服务质量反馈意见，为有效促进合作双方优化决策、提高管理水平、完善平台建设、改进服务组合方案提供参考依据。

### （三）第三方物流模式的优缺点

**1. 优点**　第三方物流模式不需要网站平台自建物流配送体系，因此能降低企业的经营成本，使网站平台商集中资金及精力经营其主营业务，这对中小型企业很有利。同时第三方物流使电子商务企业从运输、仓储等其他业务中解脱，集中精力改善网站平台其他服务质量，也具有积极的社会意义。依托第三方物流服务商，利用专业的物流设备和专业化物流管理人员的业内经验从事综合物流服务业务，能够获得整体最优的交易成本，并解决了配送时发生的时间长、费用高、服务质量差的问题，提高客户满意度，取得参与各方整体最优效果。并且双方之间建立战略合作伙伴关系，形成利益共同体，有利于物流企业针对平台的要求做出相应的调整和改善，有利于整个物流企业的发展。

**2. 缺点**　由于医药电子商务 B2B 型电子市场无法对物流配送公司进行有效的管理，使送货服务可能出现较多问题：如送货不及时、服务态度不好、售后服务跟进不及时、服务水平很难得到保障，货物送到后出现质量问题时责任不明确等。

## 三、实验步骤

### 步骤一：背景案例，药企 A 冷链药品转包丢失事件

某年 6 月，S 市 A 生物制药企业（以下简称"药企 A"）委托国内某知名第三方物流公司"速达冷链"（化名）运输一批价值 1200 万元的 XX 注射液（需 2～8℃恒温保存），从 S 市仓库发往 G 市某三甲

医院。速达冷链在未告知药企 A 的情况下，将运输业务转包给无冷链资质的个体运输户张某。运输过程中因冷藏车故障未及时维修，导致车内温度升至 15℃ 持续 6 小时，部分药品失效；随后张某为逃避责任，私自丢弃失效药品并伪造签收单据，最终造成 83 箱药品（价值约 300 万元）丢失。

**1. 事件经过**

（1）药企 A 与速达冷链签订《冷链运输协议》，明确禁止转包，并要求全程 GPS 与温控数据上传。

（2）速达冷链因自有车辆不足，通过中间人李某联系个体户张某，支付其运费仅为合同价的 40%。

（3）张某使用改装冷藏车（无温控记录功能），途中故障后未启动应急预案，反而关闭 GPS 逃避监控。

（4）张某丢弃药品后，速达冷链拖延 3 天才向药企 A 通报异常，导致失效药品无法及时召回。

**2. 法律处理与行业影响**

（1）司法判决（次年 3 月）　法院认定速达冷链违反《药品管理法》第 56 条（禁止转包药品运输业务），承担全部赔偿责任（300 万元药品损失 +50 万元惩罚性赔偿）。

张某因"故意毁坏财物罪"被判处有期徒刑 2 年，中间人李某被列入物流行业黑名单。

（2）监管措施　S 市药监局对速达冷链处以停业整顿 6 个月、吊销其《药品冷链运输许可证》。

中国物流与采购联合会修订《医药物流服务商评估标准》，新增"转包行为一票否决制"。

### 步骤二：案例解读与分析

（1）医药电子商务第三方物流分析（分组任务）：结合背景案例，分组讨论第三方物流模式的优点与缺点。

（2）讨论并分析案例中冷链药品转包丢失事件整个过程所暴露出的风险管理漏洞。

### 步骤三：制定风险管理与改进建议

针对冷链药品转包丢失事件中暴露出的风险管理漏洞，分组讨论如何在各个环节改进；设计一份医药电子商务第三方物流的风险管理建议书。

输出成果：制定《第三方物流风险管理建议书》，包括服务商选择、合同管理、过程监控和应急管理等方面措施。

### 步骤四：探讨企业利润与责任的平衡

案例中的速达冷链为追求利润最大化而违背契约的行为，各小组围绕"企业利润与责任的平衡"展开小组讨论，交流观点；也可以开展小型辩论。

## 四、思考题

1. 医药电子商务平台在选择第三方物流服务商时如何进行风险管理？

2. 分析医药企业选择第三方物流模式的原因。

---

**书网融合……**

思考题参考答案

微课 1

微课 2

本章小结

习题

# 第二十章　移动电子商务及其发展

## 实验一　移动支付系统操作与医药电商场景应用  微课 1

PPT

本实验是关于中国银行移动电子钱包与 Mobile e-Pay 在医药电商中的支付流程设计与风险防控。

### 一、实验目的

（1）通过本实验学习，掌握移动支付核心技术（NFC、二维码支付、生物识别）及其在医药场景中的应用要求；熟悉医药电商特殊场景下的合规要求，如处方药支付验证与医保接口对接；了解《中华人民共和国电子签名法》第十四条关于电子签名效力的规定，以及《非银行支付机构监督管理条例》的相关规定。

（2）具备移动钱包账户开通、实名认证、支付接口调试等实务操作能力；能够设计符合医药行业特性的支付流程（如处方药审核与区块链存证），能分析支付安全漏洞并提出合规改进方案。

（3）培养支付安全风险意识，强化数据隐私保护责任（如《中华人民共和国个人信息保护法》对敏感信息的处理要求）；理解技术与法律的协同作用，形成合规优先的职业素养。

### 二、实验原理

#### （一）移动电子商务技术架构

移动电子商务系统基于多层技术架构实现。

**1. 终端层**　包含智能手机、PDA、可穿戴设备等移动终端，集成传感器（GPS、NFC 等）和操作系统（iOS/Android）。

**2. 网络层**　由移动通信网络（4G/5G）、Wi-Fi、蓝牙等无线传输技术构成，提供数据通道和位置服务支持。

**3. 平台层**　支付网关（支持微信支付、支付宝等）、身份认证系统（基于 SIM 卡/WPKI）、大数据分析平台（用户行为挖掘）。

**4. 应用层**　涵盖移动支付、O2O 服务、LBS 应用等具体业务场景。

#### （二）关键支撑技术原理

**1. 无线应用协议（WAP）**　采用 WML 语言实现跨平台内容适配，通过 WAP 网关完成 HTTP 协议转换，支持 9.6kb/s 传输速率。实验中将模拟 WAP 页面转换过程。

**2. 移动 IP 技术**　基于家乡代理（home agent）和外地代理（foreign agent）实现漫游时 IP 地址不变，通过隧道技术保持 TCP 会话连续性。实验中需配置移动节点切换测试。

**3. 蓝牙与 NFC**　蓝牙采用 2.4GHz 频段，支持点对点/星型拓扑，实验演示文件传输和 POS 机近场通信。

NFC 工作于 13.56MHz，通信距离 ≤10cm，重点应用于移动支付场景模拟。

**4. 定位技术**　混合定位技术（A-GPS+基站三角定位）精度达 5~50 米，实验中调用百度地图

API 实现药店位置服务。

**5. 移动支付安全** 采用 WPKI 体系实现数字证书管理，通过 SIM 卡存储密钥。实验需完成支付报文加密解密验证。

### （三）O2O 模式技术实现

**1. 线上线下数据同步** 使用 JSON/XML 接口实现库存实时更新，实验需构建 ERP 系统与移动商城的 API 对接。

**2. LBS 服务实现** 基于 Geohash 算法进行地理位置编码，通过 Redis 缓存附近药店数据，实验要求开发"1 公里药店搜索"功能。

**3. 移动支付集成** 调用支付宝开放平台的 SDK，实现扫码支付与账单核销功能，实验需完成支付回调接口开发。

### （四）医药电商特殊性

**1. GSP 合规要求** 实验系统需记录温湿度传感器数据，实现药品存储环境监控日志。引入《药品追溯码技术标准》，要求实验系统集成药监局的追溯接口（模拟调用），强化合规闭环。

**2. 处方药验证** 集成 OCR 识别技术处理处方图片，通过区块链存证确保处方真实性。

## 三、实验步骤

### 步骤一：移动支付账户开通与实名认证

**1. 中国银行移动电子钱包操作**

（1）下载中国银行 APP，完成手机号绑定→上传身份证正反面→人脸识别活体检测（需保持光线充足）。

（2）设置 6 位数字支付密码→绑定银行卡（模拟银联接口调用）→在阿里健康模拟平台完成一笔药品支付。

输出成果：实名认证截图（含时间戳）、支付接口调用日志（JSON 格式）。

**2. Mobile e‑Pay 解决方案配置**

（1）从 Mobile e‑Pay 开发者平台获取 API 密钥→在模拟环境中部署 SDK→测试支付回调功能（模拟成功/失败场景）。

（2）添加"处方药支付"模块→集成 OCR 识别接口（调用阿里云 API，解析处方图片文字）→模拟医院 HIS 系统返回验证结果。

输出成果：SDK 配置文档、处方验证流程设计图（UML 序列图）。

### 步骤二：医药场景支付流程设计

**1. 处方药支付验证**

（1）设计用户上传处方流程→使用 Tesseract OCR 引擎识别处方内容→与模拟 HIS 系统交互（HTTP POST 请求）。

（2）生成处方 SHA‑256 哈希值→上传至 Hyperledger 区块链测试链→获取区块链存证回执（含区块高度与时间戳）。

输出成果：OCR 识别代码片段（Python）、区块链存证记录（JSON 格式）。

**2. 风险防控模拟**

（1）在风控系统中设置规则（如"同一 IP 1 小时内购买麻醉药品 ≥3 次"）→触发报警后冻结账户→生成《可疑交易报告》（含 IP 地址、交易时间）。

（2）分析《中华人民共和国反洗钱法》第二十条→编写合规处置方案（包括人工审核流程与央行报备模板）。

输出成果：风控规则配置截图、合规处置方案（Word 文档）。

**步骤三：案例分析（小组任务）**

**案例1：某平台因 OCR 识别漏洞导致无验证处方被罚款 50 万元**

讨论重点：技术漏洞（如图片 PS 伪造）与《中华人民共和国药品管理法》第七十三条的法律责任关联性。

输出成果：漏洞分析报告（含攻击复现步骤）、合规改进方案（增加活体检测＋区块链存证）。

**案例2：跨境购药因外汇管制支付失败**

讨论重点：设计白名单机制（仅允许进口药目录内药品）→对接外管局 API 验证购药资格。

输出成果：跨境支付流程图（BPMN）、外汇合规说明（PPT）。

## 四、思考题

1. 在医药电商中，如何平衡支付便捷性与处方审核的合规性？
2. 若某平台使用第三方支付接口导致用户信息泄露，责任应如何划分？

# 实验二　5G 直播电商实验研究 微课2

PPT

本实验是关于 5G 直播电商互动优化与转化率提升实验。

## 一、实验目的

（1）通过本实验学习，掌握 5G 技术低时延、高带宽、大连接数的核心特性及其在直播电商中的应用原理；熟悉《中华人民共和国电子商务法》《网络直播营销管理办法》等法规对直播电商的合规要求；了解直播电商中互动机制设计、实时数据分析与用户行为优化的技术逻辑。

（2）具备通过数据分析工具（如 Python、Tableau）解析用户行为数据的能力，提出转化率提升策略；能够搭建 5G 模拟直播环境，设计并执行互动优化实验；能够识别直播电商中的技术难点（如网络波动、设备兼容性）并制定解决方案。

（3）培养遵守直播电商合规要求的职业意识，强化团队协作与技术创新能力，适应 5G 技术驱动的行业变革。

## 二、实验原理

### （一）5G 技术特性与直播电商的耦合性（技术原理深度解析）

**1. 低时延（<1ms）的通信机制**

（1）物理层优化　5G 采用新型多址技术（如 SCMA）和短帧结构设计，将端到端时延压缩至毫秒级。例如，5G–A（5G advanced）通过引入 AI 调度算法，实现动态时隙分配，使弹幕互动响应时间缩短至 0.1 秒以内。

（2）网络切片技术　针对直播业务创建专属切片，分配独立带宽与 QoS 保障，确保互动指令优先传输。例如，某直播平台通过切片技术将互动消息传输延迟降低 80%。

## 2. 高带宽（峰值速率 10Gbps）的传输架构

（1）毫米波与 Massive MIMO　5G 利用高频段（如 28GHz）和 256 天线阵列技术，实现单用户峰值速率 10Gbps，支持 8K/120fps 超高清直播。实验数据显示，5G 网络下 8K 视频码率可达 100Mbps，是 4G 网络的 10 倍。

（2）H. 265/HEVC 编解码　采用高效压缩算法，在相同画质下节省 50% 带宽，例如某直播平台通过 HEVC 编码将 4K 直播带宽需求降至 15Mbps。

## 3. 大连接数（$10^6$ 设备/km²）的物联网支持

（1）NB - IoT 与 eMTC 技术　通过窄带物联网技术实现海量设备接入，例如直播间同时连接智能穿戴设备、AR 试妆镜等多终端交互设备。

（2）边缘计算节点部署　在基站侧部署 MEC 服务器，将数据处理下沉至网络边缘，降低核心网负载。如某直播平台通过边缘计算实现百万级并发弹幕处理。

### （二）直播电商技术框架与实现路径

#### 1. 直播推流技术栈

（1）采集端　采用某（PXW - Z280）摄像机（支持 4K HDR）或手机（ProRes 编码）作为视频源，通过 NDI 协议实现多机位同步。

（2）传输协议　①SRT（secure reliable transport）：基于 UDP 的丢包重传机制，保障弱网环境下传输稳定性（如农村地区 5G 信号波动场景）。②WebRTC：支持浏览器无插件直播，时延低于 500ms，用于移动端快速开播。

#### 2. 实时互动系统设计

（1）弹幕架构　①分布式消息队列（Kafka）：每秒处理百万级弹幕消息，通过分片存储实现水平扩展。②语义分析引擎：基于 BERT 模型实时过滤违规弹幕，准确率达 99.2%。

（2）虚拟交互技术　①AR 试穿（Unity + ARKit）：通过 SLAM 算法实现服装与人体姿态精准匹配，退货率降低 35%。②3D 商品建模：采用 Photogrammetry 技术生成 1∶1 数字孪生模型，点击转化率提升 28%。

#### 3. 数据分析与决策系统

（1）用户行为埋点　在直播页面嵌入 SDK，采集点击热图（Heatmap. js）、停留时长（Session Recording）等 300 + 维度数据。

（2）转化漏斗模型　转化漏斗模型阶段、指标、优化策略见表 20 - 1。

表 20 - 1　转化漏斗模型

| 阶段 | 指标 | 优化策略 |
| --- | --- | --- |
| 曝光层 | CTR（点击率） | 标题关键词优化（TF - IDF 算法） |
| 互动层 | 弹幕参与度 | 实时抽奖活动触发（概率模型） |
| 转化层 | GMV/UV（客单价） | 动态定价（LSTM 需求预测） |

### （三）合规性技术实现与风险控制

#### 1.《网络直播营销管理办法》合规引擎

（1）AI 审核系统。

（2）多模态检测　结合 OCR（文字识别）、ASR（语音转文本）、CV（图像识别）技术，实时拦截违规内容（如虚假宣传、敏感词），阿里巴巴直播平台违规拦截响应时间 <0.5 秒。

（3）区块链存证　采用 Hyperledger Fabric 链上存储直播录像，司法取证时数据篡改风险降低 99.99%。

### 2.《中华人民共和国电子商务法》数据合规体系

（1）隐私计算技术　通过联邦学习实现用户行为分析与隐私保护平衡，例如某购物平台使用 TEE（可信执行环境）处理用户画像数据。

（2）日志审计系统　基于 ELK（elasticsearch + logstash + kibana）构建全链路操作日志，满足 3 年数据留存要求。

### （四）直播电商的定义与核心特征

直播电商是以实时视频直播为媒介，通过主播与观众的双向互动实现商品展示、营销推广及即时交易的电子商务新模式。其核心特征包括：①实时性。依托 5G 网络低时延特性（<0.1 秒），实现弹幕、点赞、问答等互动行为的即时反馈。②场景化。通过 AR 试妆、VR 全景展示等技术构建沉浸式购物场景（如虚拟果园直播使退货率下降 42%）。③社交属性。以"内容种草 + 社群运营"为驱动，形成基于信任关系的消费决策链条（如用户因主播推荐下单占比达 72%）。

### （五）直播电商与传统电商的差异

直播电商与传统电商的差异对比分析见表 20-2。

表 20-2　直播电商与传统电商的差异对比分析

| 维度 | 传统电商 | 直播电商 | 技术支撑与案例 |
| --- | --- | --- | --- |
| 交互模式 | 单向图文展示（人找货） | 双向实时互动（货找人） | 5G 低时延实现弹幕即时响应 |
| 转化路径 | 漏斗型转化（平均转化率 <5%） | 爆发式转化（头部直播间转化率 >20%） | 直播流量峰值与冲动消费关联 |
| 信息维度 | 静态参数（价格/功能） | 动态体验（试用效果/情感共鸣） | AR 试穿技术提升客单价 |
| 退货率 | 10%~15%（标准化商品） | 30%~50%（非标品/冲动消费） | 虚假宣传导致高退货风险 |

### （六）5G 时代直播电商发展趋势

#### 1. 技术驱动体验升级

（1）超高清直播　5G + 边缘计算支持 8K 分辨率传输，商品细节展示精度提升 400%。

（2）智能推荐系统　基于用户行为数据的 AI 算法（如快手智能推荐模型）使点击率提升 30%。

（3）虚实融合场景　元宇宙直播技术（如阿里元宇宙购物）实现 3D 商品交互与通感体验（面料湿度感知）。

#### 2. 5G-A 技术突破

（1）通感一体化　通过射频信号实现毫米级动作捕捉（如手势控制虚拟商品旋转）。

（2）智能超表面（RIS）　动态调整电磁波传播路径，解决室内直播多径干扰问题。

#### 3. 元宇宙直播场景

（1）数字人主播　采用 UE5 引擎 + 语音合成（Tacotron 2）打造 24 小时 AI 主播，成本降低 70%。

（2）空间音频技术　基于 Ambisonics 编码实现 3D 音效，用户佩戴 VR 设备时可定位声源方向。

#### 4. 内容生态重构

（1）专业化内容生产　从"低价促销"转向知识型直播（如医疗健康科普 + 药品推荐）。

（2）垂直领域深耕　细分赛道如农产品溯源直播带动复购率增长 12%。

#### 5. 合规化与全球化

（1）监管体系完善　依据《网络直播营销管理办法》建立 AI 审核系统（如腾讯云内容安全检测违

规关键词）。

（2）跨境直播布局　5G专网实现跨国工厂验货（80ms延迟促成百万订单），预计2025年跨境直播GMV占比超25%。

## 三、实验步骤

**步骤一：搭建5G直播环境（1.5小时）**

**1. 硬件配置**

（1）设备　5G手机（支持SA/NSA双模）、简易直播支架、AR试戴设备（用于展示保健品包装或说明书）。

（2）网络　5G切片网络（独立带宽≥50Mbps），测试端到端延迟≤0.1秒。

**2. 软件工具**

（1）推流工具　抖音直播伴侣（分辨率1080P/30fps，码率8Mbps）。

（2）互动模拟　通过WebSocket发送弹幕，测试AI合规审核响应速度（工具：腾讯云内容安全API）。

（3）任务　完成保健品直播推流测试，对比4G/5G环境下卡顿率与用户停留时长差异。

**步骤二：保健品互动设计（2小时）**

**1. 互动方案**

（1）专家讲解　邀请营养师或医生（虚拟或真人）讲解保健品成分（如钙片中的氨基酸螯合钙），结合PPT或3D模型展示。

（2）实验演示　模拟实验室场景，展示保健品吸收率实验（如钙片溶解实验）。

（3）用户案例　播放消费者使用体验视频（需提前录制合规案例）。

**2. 技术实现**

（1）AR包装展示　通过Unity + ARKit展示保健品包装的防伪标识与"蓝帽子"标志。

（2）实时投票　嵌入H5页面，让观众选择"最关心的保健品功能"（如补钙、护眼）。

（3）任务　设计30分钟直播脚本，包含1次成分实验、2次专家答疑。

**步骤三：数据分析与合规检查（1.5小时）**

**1. 数据指标**

（1）核心数据　转化率（GMV/UV）、弹幕提问关键词（如"是否含激素""适用人群"）。

（2）工具　抖音后台数据导出，Python Pandas生成漏斗图（示例：1000观看→300点击商品页→50下单）。

**2. 合规性模拟**

（1）违规场景　主播口播"缓解关节疼痛"（实际为普通钙片）。

（2）整改流程　①AI系统拦截违规话术（响应时间<0.5秒）。②人工复核并下架商品。③出具《违规处理通知书》。

（3）任务　提交《合规整改报告》，包含3项优化建议（如增加"保健食品不能替代药物"提示）。

## 四、思考题

1. 主播为提升销量，在直播中承诺"7天无理由退换货"，但实际商品为定制类药品。此举违反哪些法规？应如何调整话术？

2. 保健品直播需提供哪些法定资质文件？消费者购买直播间虚假宣传的保健品后，平台需承担哪些连带责任？

---

书网融合……

思考题参考答案　　　　微课1　　　　微课2　　　　本章小结　　　　习题

# 参考文献

［1］李凯林．公众参与、B2B模式与物资供给：应急物资保障的实践创新［J］．行政科学论坛，2025，12（3）：60－67．

［2］王永东．网络营销学［M］．2版．北京：清华大学出版社．2024．

［3］王伟明，林泉君．网络营销［M］．北京：清华大学出版社．2023．

［4］彭英．数字营销［M］．北京：清华大学出版社．2023．

［5］刘佐仁，杨悦．药事管理学［M］．北京：化学工业出版社，2024．

［6］涂燕辉．电商平台交易规则的特殊性及其法律属性认定研究［J］．四川轻化工大学学报（社会科学版），2023，38（5）：41－52．

［7］王文涛，李凌萁，卜令冰，等．基于"互联网＋"背景下医疗电商平台需求及其满意度的影响因素分析［J］．统计学与应用，2024，13（4）：1140－1149．

［8］郭润德，余维新，杨欣叶．基于消费者视角下的医药电子商务满意度及其影响因素的调查——以南京市为例［J］．电子商务评论，2025，14（1）：2534－2542．

［9］李雪梅，周雪，姜枫，等．我国医药电子商务服务发展现状研究［J］．中国管理信息化，2023，26（17）：88－91．

［10］康海燕，邓婕．面向医疗数据安全存储的增强混合加密方法［J］．北京理工大学学报，2021，41（10）：1058－1068．

［11］何光美，安义中．提升把控力与运营能力的跨境电商模式创新路径——亚马逊网站封号事件启示［J］．商业经济研究，2022，（11）：87－89．

［12］唐民皓，魏俊璟，朱建云，等．构建医药流通领域全国统一大市场的现实挑战与路径选择［J］．中国医药导刊，2025，27（4）：325－330．

［13］郑子彬，陈伟利，郑沛霖．区块链原理与技术［M］．2版．北京：清华大学出版社，2021．

［14］康正晓，刘利利．区块链技术应用实训［M］．上海：上海交通大学出版社，2023．

［15］田君．区块链进化史：26个故事讲透区块链前世今生［M］．北京：企业管理出版社，2020．

［16］孙溢．区块链安全技术［M］．北京：北京邮电大学出版社，2021．

［17］付少庆，刘青艳．区块链核心知识讲解：精华套装版［M］．北京：北京理工大学出版社，2022．

［18］张勖，王东滨，邵苏杰，等．区块链技术及可信交易应用［M］．北京：北京邮电大学出版社．2022．